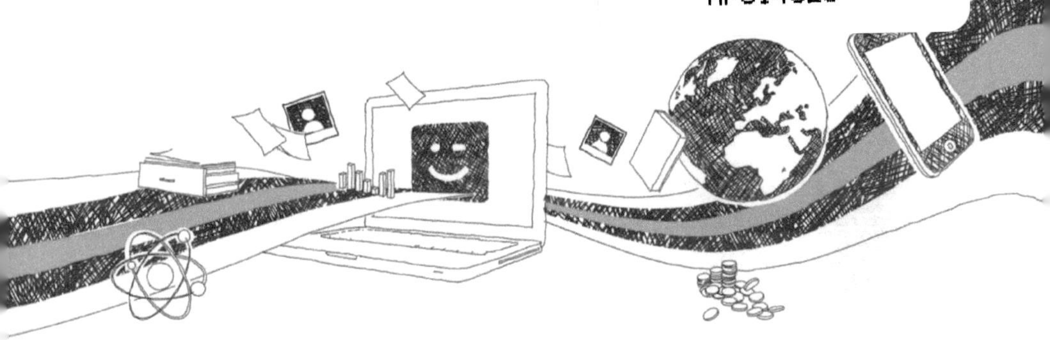

Bibliografische Information der Deutschen Nationalbibliothek:

Die Deutsche Bibliothek verzeichnet diese Publikation in der Deutschen Nationalbibliografie; detaillierte bibliografische Daten sind im Internet über http://dnb.d-nb.de/ abrufbar.

Impressum:

Druck und Bindung: Books on Demand GmbH, Norderstedt Germany
ISBN: 9783640475711

Dieses Buch bei GRIN:

http://www.grin.com/de/e-book/140372/das-borderline-syndrom-ein-kampf-gegen-das-leben

Michael Rapp

Das Borderline-Syndrom. Ein Kampf gegen das Leben

GRIN Verlag

Das Borderline Syndrom

-ein Kampf gegen das Leben-

Inhaltsverzeichnis

1. Vorwort

Da ich selber mit einer Borderline-Persönlichkeit zusammengelebt habe, weckte es in mir das Interesse eine Arbeit über die Borderline-Persönlichkeitsstörung zu schreiben.
Nach vorsichtigen Schätzungen sind bereits 5 % der Gesamtbevölkerung vom Borderline-Syndrom betroffen. Das ist die drittgrößte Gruppe offiziell psychisch Kranker, nach den Süchtigen und den Depressiven. Dies ist zusätzlich ein Punkt der mich veranlasst hat, die Borderline-Persönlichkeitsstörung genauer zu betrachten.
Bevor ich auf das Borderline-Syndrom zu sprechen komme, werde ich den Krankheitsbegriff erläutern, bzw. nahe legen, was unter dem Begriff „Krank“ verstanden wird. Da es sich beim Borderline-Syndrom um eine psychische Krankheit, genauer, um eine Persönlichkeitsstörung handelt, die zwischen Psychose und Neurose liegt, werde ich diesen Bereich auch noch anschneiden, um damit eine Grundlage für ein besseres Verständnis zu schaffen.
Im wesentlichen Kern meiner Arbeit geht es um die Darstellung des Borderline-Syndroms, von der Definition, was unter dieser Störung verstanden wird, welche Kriterien für eine Diagnose vorhanden sein müssen, über die Ursache, wie es zu dieser Krankheit kommt, bis hin zur Behandlungsmethode. Unter anderem werde ich die ICD-10 und DSM-III-R Klassifikation vergleichen um herauszufinden, ob beide Systeme für die Diagnose einer Borderline-Persönlichkeitsstörung die gleichen Kriterien aufweisen. Wichtiger als der Vergleich ist mir aber das Aufzeigen der Symptome und das Verhalten, das Borderline-Menschen an den Tag legen. Außerdem werde ich noch der Frage auf den Grund gehen, warum überwiegend bei Frauen die Diagnose Borderline-Persönlichkeitsstörung gestellt wird.

2. Das allgemeine Verständnis von Krankheit

Krankheit und Gesundheit sind Kategorien, die sich nicht so leicht definieren und voneinander unterscheiden lassen, wie es die klinische Medizin vorgibt. Sie schließen sich nicht gegenseitig aus und müssen als ein Kontinuum angesehen werden.
Die Definitionen von „normal" und „abnorm" oder „gesund" und „krank" sind einerseits Ableitungen der jeweiligen soziokulturellen Normen. Es gibt aber nicht nur zwischen den einzelnen Kulturen unterschiedliche Deutungen des Phänomens Krankheit, sondern andererseits auch innerhalb jeder Gesellschaft die verschiedenartigsten Krankheitsbegriffe. In der Medizin unterscheiden wir zunächst einmal einen so genannten „allgemeinen Krankheitsbegriff" von einem „speziellen". Unter dem allgemeinen Krankeitsbegriff verstehen wir den Zustand eines Menschen, der ihn generell von den Gesunden eindeutig unterscheidet. Beim zweiten Krankheitsbegriff geht es um eine Krankheit, die anhand einer Diagnose feststellbar ist.
Je nach der Methode, nach der wir vorgehen, bzw. je nach dem Aspekt, den wir anlegen wollen, kommen wir zu verschiedenen Hypothesen von Krankheit. Wir müssten also in der Medizin streng genommen bei biologischer, psychologischer und soziologischer Zugriffsweise zu 3 Arten von speziellen Krankheitsbegriffen kommen.
In der deutschen Sprache steht uns jedoch nur das eine Wort für „Krankheit" zur Verfügung. Wir müssen es daher mit einem Rückgriff auf das Englische versuchen, wo unter den Begriffen von „disease" und „illness" die beiden wichtigen Aspekte der Krankheit unterscheidbar gemacht werden, auf die es uns wesentlich ankommt. So definiert der amerikanische Medizinsoziologe Coe den Begriff Krankheit im Sinne von „disease" folgendermaßen: „Die Diagnose einer Krankheit geschieht durch Korrelation beobachtender Zeichen oder Symptome mit dem Wissen von der Funktion des menschlichen Organismus. Daher hängt das Verständnis von Krankheiten von Beobachtungen veränderter, abnormer Zustände des menschlichen Organismus ab. Krankheit im Sinne von „illness" ist nach Ceo dagegen „ein Phänomen, welches das Individuum in Bezug auf eine veränderte Selbstwahrnehmung betrifft". Der Begriff von illness ist nicht nur von dem des disease zu unterscheiden. Wir müssen ferner unterscheiden zwischen illness als einem persönlichen Ereignis und einem sozialen Phänomen." „Illness wird dadurch ein soziales Phänomen, dass sie anderen sichtbar wird und hierdurch zu einer Veränderung der sozialen Interaktionsmuster führt."
Diese letzte genannte Veränderung der sozialen Interaktionsmuster wird im Englischen häufig mit einem dritten Ausdruck belegt, nämlich dem einem des „sickness". So wird z. B. bei der Einnahme der Krankenrolle in der angelsächsischen Literatur durchgehend von „sick-role" gesprochen.
Der Krankheitsbegriff der Medizin beschreibt also immer Modelle, die zu ärztlichen Handlungen nützlich sein sollen.

Krankheit kann auch eine Voraussetzung dafür sein dass Leistungsansprüche gewährt werden, so hat der Krankheitsbegriff z.B. für die Krankenversicherung seine eigene Bedeutung.

Das Vorliegen einer Krankheit ist Voraussetzung für den Leistungsanspruch im Rahmen der Krankenbehandlung, § 27 SGB V. Der Begriff der Krankheit im Sinne der Krankenversicherung ist entsprechend dem sich wandelnden Wertempfinden der Bevölkerung über die Gesundheit, den erweiterten medizinischen Behandlungsmöglichkeiten und dem entsprechenden Leistungsangebot der

Krankenkassen in den letzten Jahrzehnten stark ausgeweitet worden. Eine Krankheit in diesem Sinne ist dann anzunehmen, wenn ein regelwidriger Zustand des Körpers, des Geistes oder der Seele vorliegt, der Leistungen mit dem Ziel erforderlich macht, Schmerzen oder Beschwerden zu verhindern, zu beheben oder zu lindern. Leistungen wegen Krankheit kommen auch in Betracht, wenn sie benötigt werden, um eine Krankheit zu erkennen oder die Arbeitsfähigkeit des Versicherten zu erhalten oder wiederherzustellen bzw. die künftige Erwerbsfähigkeit günstig zu beeinflussen; außerdem kann es sich um Leistungen handeln, die dazu dienen, eine dauernde Beeinträchtigung oder Aufhebung der Fähigkeit zur Verrichtung von Arbeit, zur Ausübung eines Berufs oder zur Teilnahme am gesellschaftlichen Leben zu vermeiden oder so gering wie möglich zu halten.
Als „regelwidrig" ist ein Zustand anzusehen, der von der durch das Leitbild des gesunden Menschen geprägten Norm abweicht. Regelwidrigkeiten, bei denen nicht zumindest eine der vorgezeichneten Leistungsnotwendigkeiten gegeben ist, sind nicht Krankheiten im versicherungsrechtlichen Sinne.
(vgl. Deutscher Verein für öffentliche und private Fürsorge, 1993, S. 595-596)

Erkrankungsrisiko
Psychosomatische Beschwerden wie Beispielsweise Befindlichkeitsstörungen gehören zu den häufigsten Leiden überhaupt. Ein „Durchschnittsmensch" durchläuft in seinem Leben rund 600 verschiedene „Gesundheitsstörungen", von denen sich die meisten ohne ärztliche Betreuung bessern und von selbst heilen. Nur 140 dieser Störungen führen uns zu einem Arzt und nur zwanzig zu einem Spezialisten oder ins Krankenhaus.
Das Zahlenverhältnis zeigt, dass unsere Selbstheilungskräfte viele Beschwerden meistern können. Dennoch steigen die Erkrankungsrisiken in ganz bestimmten Lebenssituationen: am deutlichsten, wenn gravierende Einschnitte im Leben eine schnelle Anpassung an eine neue Lebensbedingung erfordern. Je bedeutsamer ein Lebensereignis ist, umso mehr Zeit und Kraft brauchen wir zur Anpassung und um so größer ist auch das Erkrankungsrisiko. Die Störung tritt dabei meist nicht in der aktuellen Situation auf, sondern folgt den bedeutsamen Lebensereignissen in einem Abstand von sechs bis acht Monaten nach.
(vergl. Corazza V., S. 221)

3. Die Psychische Krankheit

Definition zu zum Begriff „psychisch Krank“

Die Erfahrung, krank sein zu können, ist dem Menschen nicht fremd. Bereits das mittelhochschuldeutsche kranc(k), das schmal, gering und schwach bedeutet, erfasst den wesentlichen Sachverhalt, der angesprochen ist, wenn jemand als krank bezeichnet wird. Der Begriff „psychisch Kranke“ bedeutet eine Abgrenzung von dem Begriff „körperlich Kranke“. Noch teilweise bis ins 20. Jh. hinein war für psychisch Krank die Bezeichnung „Irre“ geläufig, man unterschied dann „Geisteskranke“ von „Gemütskranken“, wobei auch der Begriff „geisteskrank“ zunehmend als diffamierend angesehen wurde und inzwischen aufgegeben worden ist. Dennoch sind psychisch Kranke auch heute noch dem Verdacht des „Verücktseins“ und damit der Diskriminierung ausgesetzt. Die Begegnung mit psychisch Kranken schafft Konfrontation mit Veränderungen im Verhalten und im sozialen Kontakt bis hin zur Aufhebung des Konsenses über die Realität in der Psychose. Oft löst das Erleben von psychisch Kranken Befremden, Betroffenheit, Angst und Abwehr hervor. Daraus resultiert die Forderung ausreichender Erfahrung und Selbsterfahrung für die Mitglieder aller therapeutisch beteiligten Berufsgruppen. Eine Polarisierung der Begriffe „psychisch Kranke“ und „körperlich Kranke“ ist mit einem modernen Krankheitskonzept, für das sich die Psychiatrie und die verschiedenen psychosozialen Fächer immer wieder einsetzen, nicht vereinbar. Denn der körperlich kranke Mensch reagiert immer auch mehr oder weniger deutlich psychisch. Obwohl es legitim ist, dass in der Forschung umschriebene Teilaspekte psychiatrischer Störungen untersucht werden, wird man dem Individuum Patient sicher nicht gerecht, wenn man es auf Körperliches, Psychisches oder Soziales zu reduzieren versucht. Der Begriff „psychisch krank“ reflektiert aber die in einer bestimmten historischen Situation notwendigen Bemühungen, die von manchen Psychiatern zu lange und zu wenig differenziert postulierte körperliche Begründbarkeit aller psychischen Auffälligkeiten abzuweisen und gleichzeitig die Bedeutung psychologischer und sozialer Sachverhalte für das Zustandekommen psychiatrischer Störungen zu betonen.

Wenn dieser Begriff den heutigen Erkenntnisstand über die Entstehung psychiatrischer Störungen sachgerecht repräsentieren soll, muss sein wesentlicher semantischer Gehalt beschreiben, dass ein Mensch dadurch von der Norm abweicht, indem er vorrangig durch Veränderungen des subjektiven Erlebens und des objektivierbaren Verhaltens reagiert. Für die außerordentlich komplexe, aber auch wichtige Normalitätsdiskussion, die hier nicht geleistet werden kann, erweisen sich neben dem subjektiven und dem medizinischen Krankheitsbegriff soziokulturelle Kriterien und die Einschätzung der für den einzelnen Patienten wesentlichen Bezugspersonen als hilfreich und gut handhabbar. Konkrete Aufgabe ist jeweils, diagnostisch hinsichtlich aller wichtigen Dimensionen des Bedingungsgefüges einer Normabweichung zu analysieren, warum der betroffene Mensch mit sich und seiner Umwelt nicht mehr zurechtkommt, und warum er übernommene Aufgaben nicht mehr bewältigen kann. Sowohl für diese diagnostische wie auch für die anschließende therapeutische Arbeit erscheint ein Störungsmodell notwendig, das die biologischen und die psychosozialen Ansätze integrieren kann. Es sieht Krankhaftes nicht als etwas Statisches, sondern eher als eine Begrenzung und Labilisierung bestimmter Funktionen. Psychische Gesundheit bedeutet demnach eine Reihe von Sicherungen auch in extremen Situationen, die Möglichkeit von Expansion und das Eingehen von Risiken. Seelische Krankheit heißt dagegen Rückzug, Vermeidung von Risiken und

deshalb Verminderung von Freiheitsgraden des Erlebens und Verhaltens. Nicht absolute Messgrößen bestimmen demnach die Krankhaftigkeit einer Reaktionsweise, sondern ihre mögliche Variabilität in Abhängigkeit von den Anforderungen einer gegebenen Situation.
(vgl. Deutscher Verein für öffentliche und private Fürsorge, 1993, S.745-746)

Die Kranke Seele

Menschen, die an einem organischen Leiden erkrankt sind, können sich des Mitleids, der Aufmerksamkeit und Fürsorge ihrer Angehörigen oder Freunde relativ sicher sein. Psychisch Kranke haben es ungleich schwerer. Den Krankheiten der Seele und des Geistes wird in unserer Gesellschaft ein gänzlich anderer Stellenwert zugemessen als körperlichen Beschwerden. Über psychiatrische Erkrankungen wird, wenn überhaupt, nur hinter vorgehaltener Hand gesprochen. Die Betroffenen werden gemieden, ausgegrenzt, ausgeschlossen und zu Tausenden vergessen. Über psychiatrischen Kliniken hängt ein unausgesprochenes Tabu, und hinter ihren verschlossenen Türen enden – auch heute noch – unzählige Lebenswege. An diesem System wirken entmündigende Gesetze mit, das Fehlen ambulanter Versorgungseinrichtungen und eine Gesellschaft, die sich mit dem Widersprüchlichen und dem „Ver-Rückten“ des eigenen Lebens nicht auseinandersetzen will. An keinem Ort liegen Zerrissenheit und Einheit, Verzweiflung und Glück, Banales und Einmaliges, das Sich-Verirren und Sich-Finden des Menschen näher beieinander als in der Psychiatrie. Diese Nähe zum Mensch kennt in seinem Innersten Gefühle und Gedanken, die den Krankheiten der Seele und des Geistes ähneln. Psychisch und psychiatrisch Kranke leben einen extremen Pol der unzähligen Variationen menschlichen Verhaltens, Fühlens und Denkens. Erst wenn wir das erkennen, bekommt der Satz „Irren ist menschlich“ seine Bedeutung.
(vergl. Corazza V., S. 235)

Weil das Borderline-Syndrom im Grenzbereich von Neurose und Psychose anzusiedeln ist, werde ich die zwei primären Formen psychischer Krankheit genauer betrachten, um das Borderline-Syndrom besser zuordnen zu können.

Neurosen

Menschen verändern sich in einem stetigen Prozess. Zu den wichtigsten Entwicklungsphasen zählen dabei Kindheit und Jugend, in denen man bestimmte Muster der Lebens- und Konfliktbewältigung erlernt. Diese „Lernmaterialien“, die wir aus frühkindlichen, aber auch späteren Erfahrungen mitnehmen. Legen uns ein bestimmtes Verhalten, eine bestimmte Wahrnehmung, ein bestimmtes Denken und Fühlen nahe. In Konfliktsituationen greifen wir häufig auf diese Muster zurück, die wir wie Folien über eine aktuelle Situation legen, und benutzen sie, um ein auftretendes Problem zu meistern.
Oft passen diese Folien zur aktuellen Situation und helfen tatsächlich, Konflikte zu lösen, Beziehungen zu knüpfen und ein weitgehend ausgeglichenes Leben zu führen. Sie sind sogar die unerlässliche Voraussetzung für unsere Fähigkeit, im Leben zurechtzukommen.
Neurosen sind ebenfalls in der Vergangenheit erworbene Muster, mit denen ein Mensch versucht, Konflikte zu bewältigen. So vielfältig wie die Erfahrungen jedes Menschen sind, so vielfältig können neurotische Konfliktverarbeitungen sein.

Die überwiegende Mehrzahl der Menschen lebt mit neurotischen Störungen weitgehend komplikationslos. Fast jeder von uns hat im Laufe seines Lebens einmal kleinere oder größere Zwänge, Ängste oder Ticks. Wir suchen uns dann Partner, Freunde und Berufe, in denen wir mit unserem neurotischen Anteil wenig auffallen, und eine Alltagsgestaltung, in der wir mit unseren neurotischen Störungen ausgeglichen leben.
Zu Beschwerden werden Neurosen dann, wenn die Muster der Vergangenheit die aktuelle Situation überlagern und der Betroffene die Anforderungen seines Alltags nicht mehr angemessen bewältigen kann. Die psychische Energie wird dann nicht mehr gebraucht, um ein Problem zu meistern, sondern um die von innen kommende Konflikte abzuwehren.

Zu den klassischen neurotischen Störungen zählen:

Charakterneurose
Darunter versteht man zwanghaftes Verhalten, das sich zum „Charakter" verfestigt hat, nicht auf eine aktuelle Situation abgestimmt ist und laufend wiederholt wird.
Zum Beispiel
- Hypochondrie, obwohl man bei bester Gesundheit ist
- Übertriebene Pingeligkeit, obwohl alles bestens aufgeräumt ist.

Charakterneurosen haben – entsprechend unseren menschlichen Eigenschaften – eine unendliche Variationsbreite. Zum Leiden werden sie dadurch, dass die Betroffenen merken, dass etwas mit ihnen geschieht, was sie eigentlich nicht wollen.

Zwang
Zwänge unterscheiden sich von den Charakterneurosen dadurch, dass sie sich nur auf einen bestimmten Lebensbereich oder auf eine bestimmte Situation beziehen. Ein Zwang ist ein sich immer wiederholender Handlungsablauf, der dem Betroffenen bewusst ist, dem er aber nicht entkommt.
Zum Beispiel
- Waschzwang. Die Menschen waschen sich wiederholt, obwohl ihr Körper völlig rein ist.

Milde Ausprägungen von Zwängen lassen sich fast immer in das Leben integrieren. Zum Problem werden Zwänge erst dann, wenn es den Betroffenen nicht mehr möglich ist, einen normalen Alltag zu gestalten. So kann beispielsweise der Zwang, immer wieder die verschlossene Wohnungstür zu kontrollieren, so sehr behindern, dass es nicht mehr möglich ist, das Haus in Ruhe zu verlassen.

Phobie
Phobien sind intensive Gefühle der Angst, die in Situationen entstehen, in denen eine überflutete Panik nicht gerechtfertigt ist.
- Spinnenphobien
- Platzangst. Die Unmöglichkeit, große, weite Flächen zu überqueren (Agoraphobie), Angst in engen Räumen (Klaustrophobie), die große Angst, in einem Aufzug oder in der U-Bahn steckenzubleiben, passt nicht zu der tatsächlichen Wahrscheinlichkeit und der Gefahr, die daraus erwachsen kann.
-

Angstneurose
Die Betroffenen werden von diffusen Ängsten überflutet, die sie nicht mehr kontrollieren können und die ohne direkten Auslöser auftreten.

Das Gefühl der Angst kann so groß und übermächtig werden, dass es zu einer intensiven Panikstimmung kommt.

Tick

Darunter versteht man unbeherrschbare, unmotivierte Körperreaktionen ohne organische Ursachen wie zum Beispiel Augenzucken, Kopfwackeln, Grimassenschneiden oder Zungenschnalzen. Oft besteht die auslösende Situation nicht mehr, das Verhalten geschieht davon unabhängig und automatisch. Den Betroffenen ist es nicht mehr möglich zu sagen: jetzt höre ich damit auf.

Ursachen

Neurosen entstehen meist in Situationen, in denen man

- entweder zuviel oder zuwenig bekommt. Eine übermäßige, besitzergreifende Fürsorge kann ebenso zu Neurosen führen wie mangelnde Zuwendung und Liebe oder fehlende Anerkennung und Aufmerksamkeit
- vor ambivalenten Entscheidungen steht. Das Aushalten von Widersprüchen und Ambivalenzen gehört zu den schwierigsten Aufgaben menschlichen Lebens. Nur wenige können beispielsweise Liebe und Hass nebeneinander ertragen. Fast alle Menschen spalten einen Teil ihres Gefühlsleben ab und verdrängen ihn, um diese Ambivalenzen auszugleichen
- traumatische Ereignisse bewältigen muss. Dazu gehören die Erfahrungen von Trennung oder Tod, von Gewalt, Krieg und Vernichtung, von Gefängnissen oder Konzentrationslagern, von Verachtung, Vergewaltigung oder Folter.

Es ist schwierig an den Ursprung einer solchen Einschränkung vorzudringen, denn es gehört zum Wesen der Neurose, dass sie unbewusst bleibt, obwohl sie in einem dauernden Wiederholungszwang „reinszeniert“ wird.

Jeder Mensch kennt traurige und bedrückte Stimmungen oder Gefühle der Schwermut. Sie sind wichtig und unentbehrlich, um Krisen verstehen zu lernen und sie zu verarbeiten.

In der Alltagssprache bezeichnet man einen Menschen, der in einer Trauersituation steckt und „an sich selbst leidet“, häufig als depressiv. Mediziner fassen den Begriff Depression als „Störung“ jedoch enger. Die Betroffenen sind nicht nur bedrückt und schwermütig, sondern richten meist massive Selbstvorwürfe und Selbstanklagen gegen sich. Sie leiden unter extremen Minderwertigkeitsgefühlen und setzen ihre eigene Person herab.

Man unterscheidet verschiedene Formen der Depression:

Neurotische Depression (Reaktive Depression)

Sie ist die Reaktion auf einen konkreten Auslöser, ein bestimmtes Ereignis, auf eine Erfahrung oder Lebensphase. So weiß man beispielsweise, dass Depressionen besonders häufig in „kritischen“ Entwicklungsabschnitten auftreten: in der Pubertät, rund um das 40. Lebensjahr, in der Schwangerschaft oder im Rentenalter. In Zeiten des Um- oder Neuaufbruchs werden viele Menschen anfällig für Depressionen.

Psychotische Depression (Endogene Depression)

Bei dieser Form der Depression gehen Mediziner davon aus, dass sie von „innen heraus“ kommt, zum Beispiel stoffwechselabhängig ist oder vererbt wurde. Ursache und Auslöser sind unbekannt. Man nimmt an, dass biochemische Prozesse eine Rolle spielen können. Kritiker meinen, dass es schwierig sei, die verschiedenen Depressionstypen zu unterscheiden, denn Ursache und Wirkung könnten möglicherweise vertauscht werden: Die Veränderung hirnorganischer Prozesse kann auch als Reaktion des Körpers auf die Psyche verstanden werden.

Larvierte Depression
Mit dieser Diagnose, die häufig bei psychosomatischen Krankheiten gestellt wird, versucht man auszudrücken, dass der Körper eine Depression mit einer Krankheit abwehrt. Zum Beispiel haben viele ungeklärte Schmerzzustände im Bewegungsapparat „abgewehrte“ Anteile einer Depression: Der Rücken schmerzt, das Kreuz krümmt sich. Bildlich ausgedrückt versucht die Psyche, den eigenen Schmerz, die Depression, nicht „offen“ zu durchleben, sondern körperlich darzustellen.

Psychosen

Unter Psychosen versteht man im Allgemeinen die klassischen psychiatrischen Krankheiten wie zum Beispiel Schizophrenie oder Manisch-Depressiv-Sein. Bis vor kurzem galten diese Krankheiten als schicksalsgegebenen und kaum heilbar. Heute weiß man, dass psychotherapeutische Verfahren zugänglich sind und dass es den Betroffenen bei entsprechender ambulanter Versorgung (Wohngemeinschaften, Kriseninterventions- und Sozialzentren usw.) möglich ist, ein weitgehend normales Leben zu führen.
Früh erworbene Störungen spielen bei der Entstehung von Psychosen die Hauptrolle. So können zum Beispiel organische Schäden, ungünstige Lebensbedingungen oder psychotische Eltern den Bezug zur Außenwelt und die Wahrnehmung stören. Dadurch wird der Betroffene immer unsicherer, wie er das bewerten soll, was um ihn herum vorgeht.
Es ist dann nicht mehr möglich, Fragen wie „Was wollen andere von mir?“ zu beantworten.
Kein Mensch ist vor Verunsicherungen dieser Art geschützt. Es ist ausgesprochen leicht, auch bei „gesunden“ Menschen psychotische Schübe oder Wahnvorstellungen (Halluzinationen) hervorzurufen. Ein deutliches Beispiel dafür ist die Isolationshaft. Durch das völlige Fehlen von Außenreizen kommt es bereits nach wenigen Stunden zu Wahrnehmungsveränderungen. Auch chronischer Schlafentzug kann nach einigen Tagen psychotische Störungen auslösen.
Ein psychotischer Zustand ist am einleuchtendsten durch „mangelnden Reizschutz“ zu erklären. Unser Seelen und Geistesleben ist dadurch geschützt, dass wir nur zehn Prozent der unzähligen Eindrücke und Empfindungen, die ununterbrochen auf uns einstürzen, bewusst wahrnehmen.
Wenn statt dessen zwanzig Prozent bewusst werden, stehen wir kurz vor einem Nervenzusammenbruch. Bei dreißig Prozent werden Geist und Seele krank.

Schizophrenie
In der Umgangssprache wird Schizophrenie mit „gespaltener Persönlichkeit“ gleichgesetzt. Dieses eindeutige Krankheitsbild kommt jedoch sehr selten vor.
Im Allgemeinen versteht man unter dieser Krankheit eine Zerrissenheit der Gedanken und Gefühle. Die Grenzen zwischen dem „Ich“ und der Umwelt verwischen sich. Es ist nicht mehr möglich, zwischen Wichtig und Unwichtig zu unterscheiden, oder Dinge, die zusammengehören, auch als zusammengehörig zu erkennen. Die „Ich-Grenzen“ lösen sich auf, es kommt zum Realitätsverlust.
Schizophrene Menschen sind fast immer hochsensibel, empfindsam und außerordentlich kreativ. Durch ihre Fähigkeit der überklaren Wahrnehmung werden sie für das normale Leben scheinbar „untauglich“. Es ist ihnen nicht mehr möglich, die zerrissenen oder trennenden Anteile des eigenen Gefühlslebens zu überbrücken.

So können beispielsweise die meisten Schizophrenen durch ihre ausgeprägte Feinfühligkeit heuchlerisches oder verlogenes Verhalten anderer Menschen glasklar erkennen, aber nicht mehr richtig einordnen.
Durch übersteigerte Wahrnehmungsfähigkeit können sie Wahnvorstellungen entwickeln oder Wahnbilder sehen.
Schizophrene Menschen empfinden ihre eigene Störung oft als normales Verhalten. Dennoch leiden sie und haben Phasen, in denen sie merken, wie anders sie sind. Im akuten Krankheitsschub verlieren sie völlig ihren Bezug zur Außenwelt und sind von außen kaum noch zu beeinflussen. Solche Schübe können mit relativ normalen Phasen abwechseln. Sie können aber auch als Dauerzustand bestehen bleiben.

Leichte Formen der Schizophrenie äußern sich in etwas bizarrem Verhalten und unangepasstem Gefühlsleben. Lachen, Weinen und Kichern liegen scheinbar zusammenhangslos nebeneinander. Das Verhalten wirkt sprunghaft und läßt keinen Bezug zur Umwelt erkennen.
Bei der katatonen Schizophrenie wirken die Menschen äußerst gespannt, verkrampft und innerlich erregt. Sie können zur Statue versteinern oder in wilde, um sich schlagende, kaum zum bremsende Bewegungen verfallen. Am häufigsten ist die Paranoid-halluzinatorische Schizophrenie.

- Wahrnehmungsstörungen treten in den Vordergrund. Sie mischen sich mit großer Erregung und Zerfahrenheit, wobei die Betroffenen nicht mehr zwischen Wirklichem und Unwirklichem, zwischen Gedachtem und Vorhandenem unterscheiden können
- Nicht zusammenhängende Ereignisse werden miteinander verknüpft und in einen „neuen“ Zusammenhang gebracht. Es kommt zu Wahnvorstellungen: Man fühlt sich Manipulationen, fremder Einflüssen und Mächten ausgesetzt oder von Komplotten bedroht
- Wahnvorstellungen können alle Sinne erfassen. Die Betroffenen sehen ungewöhnliche Dinge, riechen und schmecken ungewöhnliche Speisen oder hören Stimmen. Sie handeln so, als wären diese Vorstellungen Wirklichkeit.

Dabei tragen fast alle Wahnvorstellungen einen Kern von Wahrheit in sich. So mag beispielsweise die Vorstellung falsch sein, von Nachbarn verfolgt zu sein; aber das Gefühl, dass der Nachbar einen mit kleinen Bosheiten quält, kann durchaus auf realer Grundlage stehen.

Manisch-Depressiv-Sein

Diese Krankheit wird meist im Zusammenhang mit einer endogenen Depression gesehen. Die Menschen schwanken zwischen „himmelhoch jauchzend und zu Tode betrübt“ Das sind Elemente, die jeder aus seinem eigenen Leben kennt. Bei manisch-depressiv Erkrankten steigern sich diese Stimmungen zu extremen Formen, die weitgehend unabhängig von äußeren Ereignissen sind.
Manisch-depressive Menschen empfinden ihre eigene Störung als normales Verhalten. Sie haben daher keine Beschwerden im eigentlichen Sinn. In der manischen Phase sprengen sie jeden Rahmen, verlassen die gesellschaftlichen Normen und verhalten sich in der Öffentlichkeit provozierend und respektlos.
Das Manisch-Sein ist von allen psychotischen Erkrankungen am eindeutigsten auf veränderte biochemische Prozesse im Gehirn (Lithiummangel) zurückzuführen.
(vgl. Corazza V., S. 235-242)

4. Das Borderline-Syndrom

4.1 Was ist ein Borderline-Syndrom?

Borderline-Störung: Phänomenologisch im „Grenzbereich" zwischen Neurose und Psychose. Früher Verlegenheitsdiagnose für psychopathologische Symptome, die weder eindeutig einer Psychose noch einer Neurose zuordenbar waren. Seit Kernberg deskriptiv: Menschen, deren zwischenmenschliches Verhalten, Stimmung und Selbstbild durch ausgeprägte Instabilität gekennzeichnet ist; häufig impulsives und unberechenbares Verhalten, das potentiell selbstschädigend ist; häufige Schwankung von einer normalen zu einer dysphorischen (= ängstlich-bedrückte) Gesamtheit mit inadäquatem heftigem Zorn oder mangelnder Kontrolle über den Zorn; tiefgehende Identitätsstörungen im Bereich von Selbstbild, Geschlechtszugehörigkeit oder langfristigen Zielen und Werten; Unfähigkeit, Alleinsein zu ertragen; chronische Gefühle von Leere und Langeweile. Nicht alle diese Merkmale müssen immer vorhanden sein. Für die Diagnose wichtig: der typische Abwehrmechanismus des „Splitting" (Spaltung zweier gegensätzlicher affektiver Zustände, z. B. Liebe/Hass, um Angst vor der Überwältigung durch Hass zu reduzieren und Affekt des Geliebtwerdens zu erhalten). Aus psychoanalytischer Sicht besteht aufgrund einer frühen Störung (1.-2. Lebensjahr) der Symbolisationsfähigkeit eine Einschränkung der innerpsychischen Konfliktbewältigung mit der Neigung, durch solche Konflikte das soziale Umfeld zu gestalten.
(Deutscher Verein für öffentliche und private Fürsorge, 1993, S. 179)

Als Borderlinesyndrom bezeichnet man eine psychische Erkrankung, die an der Grenzlinie (=borderline) zwischen Neurose und Psychose liegt. Sie zählt inzwischen zu den verbreitetsten psychischen Erkrankungen.
Die Bordelinestörung zählt zu den so genannten „emotional instabilen Persönlichkeitsstörungen". Die Betroffenen neigen dazu, Impulse ohne Berücksichtigung von Konsequenzen auszuagieren und leiden unter häufigen Stimmungsschwankungen. Ihre Fähigkeit vorauszuplanen ist gering und Ausbrüche intensiven Ärgers können zu explosivem, manchmal gewalttätigem Verhalten führen. Zudem sind das eigene Selbstbild und Zielvorstellungen unklar und gestört. Ihre Neigung zu intensiven, aber unbeständigen zwischenmenschlichen Beziehungen kann zu wiederholten emotionalen Krisen mit Suiziddrohungen/ -versuchen oder selbstschädigenden Handlungen führen.
(vgl. http://www-stud.uni-essen.de/~sg0063/borderline.htm)

Der Ausdruck „Borderline-Persönlichkeit" kam in den 40er Jahren auf und war ursprünglich eine Verlegenheitsdiagnose, die auf eine Neurose hinweisen sollte. Das Lebensthema von Borderline-Menschen sind ihre nicht vorhandenen oder unklaren Grenzen.
Menschen mit einer Borderline-Persönlichkeit fallen mit ihren vielfältigen, widersprüchlichen Wahrnehmungen von sich und der Umwelt oft aus dem Rahmen üblicher Vorstellungen. Sie können sich nicht mehr verständlich machen und werden oft missverstanden.
(Gneist, 1995, S. 10)

Mehrere Autoren haben bestätigt, dass die Borderline-Persönlichkeitsstörung sich an der Grenzelinie zwischen Neurose und Psychose befindet.
Um die Borderline-Persönlichkeitsstörung besser einordnen zu können möchte ich noch einmal diese Formen psychischer Krankheit zusammenfassend darstellen.

Neurose
Eine Neurose ist eine seelisch bedingte Gesundheitsstörung, deren Symptome direkte oder indirekte Folgen eines unbewussten innerseelischen Konfliktes sind. Die Symptome kommen u.a. mit Hilfe der Abwehrmechanismen zustande und stellen Kompromisslösungen zwischen den verdrängten Impulsen und Bedürfnissen einerseits und den abwehrenden entgegengesetzten Tendenzen andererseits dar. Diese Konflikte stehen im engen Zusammenhang mit der Kindheitsentwicklung und während dieser Zeit erlittenen Traumata.
Dabei handelt es sich nicht so sehr um die Folgen von Akuten Ereignissen, sondern um ungünstige Gesamtkonstellationen in der unmittelbaren Umwelt des Kleinkindes, die ihm die Lösung von eigentlich regelmäßig, „normal", vorkommenden Konflikten und Krisen erschweren oder unmöglich machen.
(vgl. Deutscher Verein für öffentliche und private Fürsorge, 1993, S. 669)

Psychose
Tiefgreifende seelische Krankheit, auch Geisteskrankheit. Unscharfer, nicht exakt definierter Oberbegriff für eine Reihe seelischer Krankheiten, bei denen die Beeinträchtigung psychischer Funktionen ein solches Maß erreicht hat, daß dadurch Einsicht und Fähigkeit gestört sind, einigen der üblichen Lebensanforderungen zu entsprechen. Der Realitätsbezug ist eingeschränkt. Weil der Psychosebegriff sowohl dimensionale (Symtomatik, Schweregrad) als auch kategoriale (Krankheit) und systematische (Diagnose) Anteile enthält, verzeichnet etwa das DSM-III-R (Klassifikationssysteme psychischer Störungen) praktisch auf seine Anwendung, während er in der europäischen Nomenklatur trotz seiner Vieldeutigkeit noch im Schwang ist. So steht er etwa abgrenzend für Symptome hirnorganisch begründbarer Krankheiten (Exogene Psychose) den Neurosen gegenüber. Während bei Neurosen psychodynamische, soziale und innerseelische Konflikte im Vordergrund stehen, sieht man bei den Psychosen stärker die Störung der biologischen Hirnphysiologie einschließlich genetischer Momente.
(vgl. Deutscher Verein für öffentliche und private Fürsorge, 1993, S. 750-751)

Bei den Neurosen steht der neurotische Konflikt, bei den Psychosen die Beeinträchtigung des Ichs im Vordergrund. Wenn auch bei Psychosen Konflikte eine Rolle spielen, so ist hier die Ich-Schwäche das Maßgebende. Psychosen sind Ich-Erkrankungen, die sowohl organisch als auch funktionell bedingt sein können.

Der Nachfolgende Kommentar stammt von einer Betroffenen, die selbst als Ärztin in einer Psychiatrie arbeitet.

Borderline als Zustand zwischen Psychose und Neurose zu sehen ist nicht korrekt. Unter der Diagnose verbergen sich nämlich unterschiedliche Krankheitsbilder. Zum einen die frühe Beziehungsstörung, diese geht häufig mit all den Symptomen die im DSM-IV und ICD-10 beschrieben werden einher. Nur ein Symptom fehlt fast immer: Selbstverletzendes Verhalten (SVV). Dieses ist der beste Indikator für dissoziative Zustände und damit für eine traumatische Genese der Störung. In den meisten Psychiatrien Deutschlands wird SVV immer noch mit Borderline gleichgesetzt.

Dem ist auch von der tiefenpsychologischen Theorie und den Klassifikationen nicht zuzustimmen.
Diese besagen nämlich, dass aufgrund des Abwehrmechanismus der Spaltung ein Wechsel zwischen sehr intensiven Beziehungen und Beziehungsabbrüchen stattfindet. Vergleiche mit dem Begründer der modernen Borderline-Theorie lassen feststellen, dass ein ganz wichtiges Kriterium für diese Diagnose die Tatsache ist, dass es diesen Menschen nicht gelingt, Beziehungen (Freundschaften, Partnerschaften) länger als 1-2 Jahren zu erhalten. Wenn man diese Kriterien heranzieht, nimmt die Zahl der Borderline-Diagnosen dramatisch ab.
(vgl. http://kuckuck/solution.de/borderline.html, S. 7)

Nach vorsichtigen Schätzungen sind bereits 5 % der Gesamtbevölkerung betroffen. Das ist die drittgrößte Gruppe offiziell psychisch Kranker, nach den Süchtigen und den Depressiven.
Warum haben sie nicht einmal in der psychiatrisch-psychotherapeutischen Fachwelt eine Lobby?
Gneist nennt zwei Gründe:

1. Im Unterschied zu Süchtigen sind Borderline-Menschen meist körperlich gesund und bilden auch keine sozial auffällige Gruppe. Es handelt sich vielmehr um lauter Einzelindividuen.
2. Sie sind zwar auch ängstlich und scheu wie Depressive, aber oft eher unbequem in ihrem Denken, sprunghaft in ihrem Handeln und geradezu herausfordernd in ihren Gefühlsäußerungen. (Gneist, 1995, S. 11)

Nach neueren Untersuchungen schätzt man, daß über 10 Millionen Amerikaner von dieser Störung betroffen sind. Bei 15 bis 25 Prozent der Patienten, die sich in psychiatrische Behandlung begeben, wird diese Störung diagnostiziert. Damit handelt es sich bei weitem um die häufigste aller Persönlichkeitsstörungen. Trotz dieser Häufigkeit ist die Borderline-Persönlichkeitsstörung der Allgemeinheit so gut wie unbekannt. Wenn man dem Durchschnittsbürger Fragen zu Angst, Depressionen oder Alkoholismus stellt, könnte er wahrscheinlich eine skizzenhafte, vielleicht auch technisch korrekte Beschreibung der jeweiligen Krankheit geben. Sollte er jedoch die Borderline-Persönlichkeitsstörung definieren, würde er wahrscheinlich mit Erstaunen reagieren. Mehr als zehn Jahre existierte die Borderline-Persönlichkeitsstörung wie eine „Dritte Welt“ der geistigen Erkrankungen nur im Verborgenen – unklar, massiv und irgendwie bedrohlich.
Ein Grund, warum so wenig darüber bekannt wurde, ist die Neuheit der Diagnose. Jahrelang fielen Patienten auf, auf die eine bestehende Diagnose nicht passte, unter den Sammelbegriff „Borderline“. Patienten, bei denen diese Diagnose gestellt wurde, schienen kränker zu sein als Neurotiker (die neben emotionalen Konflikten schwere Ängste durchmachen), aber wiederum nicht so krank wie Psychotiker (deren Losgelöstsein von der Realität normales Funktionieren unmöglich macht). (vgl. Kreisman/Straus, 1989, S. 21-22)

4.2 Kriterien der Borderline-Persönlichkeitsstörung

Hier führe ich die Kriterien nach der ICD-10 und DSM-III-R Klassifikation auf, die für eine Borderline-Diagnose vorhanden sein müssen. Gleichzeitig sollen diese Kriterien die Symptome und Verhaltenseigenschaften der Borderline-Störung aufzeigen.

Kriterien nach der ICD-10 Klassifikation

ICD-10 bedeutet: Internationale statistische Klassifikation der Krankheiten und verwandten Gesundheitsproblemen.

Allgemeine Pesönlichkeitsstörungen

Es gibt eine Vielzahl von Persönlichkeitsstörungen. Die Borderline-Persönlichkeitsstörung ist eine davon. Um einen Überblick zu bekommen stelle ich die Persönlichkeitsstörungen des ICD-10 von F60-F69 vor.

Persönlichkeitsstörungen nach ICD-10

F 6 Persönlichkeits- und Verhaltungsstörungen

F60 spezifische Persönlichkeitsstörungen
F60.0 paranoide Persönlichkeitsstörung
F60.1 schizoide Persönlichkeitsstörung
F60.2 disoziale Persönlichkeitsstörung
F60.3 emotionale instabile Persönlichkeitsstörung
.30 impulsiver Typus
.31 Borderline Typus
F60.4 histrionische Persönlichkeitsstörung
F60.5 anankastische Persönlichkeitsstörung
F60.6 ängstliche (vermeidende) Persönlichkeitsstörung
F60.7 abhängige Persönlichkeitsstörung
F60.8 sonstige näher bezeichnete Persönlichkeitsstörung
F60.9 nicht näher bezeichnete Persönlichkeitsstörung
F61 kombinierte und sonstige Persönlichkeitsstörungen
F61.0 kombinierte Persönlichkeitsstörungen
F61.1 störende Persönlichkeitsänderungen
F62 andauernde Persönlichkeitsänderungen, nicht Folge einer Schädigung oder Krankheit des Gehirns
F62.0 andauernde Persönlichkeitsänderung nach Extrembelastung
F62.1 andauernde Persönlichkeitsänderung nach psychischer Krankheit
F62.8 sonstige andauernde Persönlichkeitsänderungen
F62.9 nicht näher bezeichnete andauernde Persönlichkeitsänderung
F63 abnorme Gewohnheiten und Störungen der Impulskontrolle
F63.0 pathologisches Glücksspiel
F63.1 pathologische Brandstiftung (Pryromanie)
F63.2 pathologisches Stehlen (Kleptomanie)
F63.3 Trichotillomanie
F63.8 sonstige abnorme Gewohnheiten und Störungen der Impulskontrolle
F63.9 nicht näher bezeichnete abnorme Gewohnheit und Störung der Impulskontrolle
F64 Störungen der Geschlechtsidentität

F64.0Transsexualismus
F64.1 Transvestitismus unter Beibehaltung beider Geschlechtsrollen
F64.2 Störungen der Geschlechtsidentität des Kindesalters
F64.8 sonstige Störungen der Geschlechtsidentität
F64.9 nicht näher bezeichnete Störung der Geschlechtsidentität
F65 Störungen der Sexualpräferenz
F65.0 Fetischismus
F65.1 fetischistischer Transvestitismus
F65.2 Exhibitionismus
F65.3 Voyeurismus
F65.4 Pädophilie
F65.5 Sadomasochismus
F65.6 multiple Störungen der Sexualpräferenz
F65.8 sonstige Störungen der Sexualpräferenz
F65.9 nicht näher bezeichnete Störung der Sexualpräferenz
F66 psychische und Verhaltensstörungen in Verbindung mit der sexuellen Entwicklung und Orientierung
F66.0 sexuelle Reifungskrise
F66.1 ichdystone Sexualorientierung
F66.2 sexuelle Beziehungsstörung
F66.8 sonstige psychosexuelle Entwicklungsstörung
F66.9 nicht näher bezeichnete psychosexuelle Entwicklungsstörung
F68 sonstige Persönlichkeits- und Verhaltensstörungen
F68 Entwicklung körperlicher Symptome aus psychischen Gründen
F68.1 artifizielle Störung (absichtliches Erzeugen oder Vortäuschen von körperlichen oder psychischen Symptomen oder Behinderungen)
F68.8 sonstige näher bezeichnete Persönlichkeits- und Verhaltensstörungen
F69 nicht näher bezeichnete Persönlichkeits- und Verhaltensstörung
(vgl. http://www.informatik.fh-luebeck.de/icdger/f60.htm)

An dieser Stelle möchte ich auf die Borderline-Persönlichkeitsstörung nach der ICD-10 Klassifikation näher eingehen und ein besonderes Augenmerk auf die Kriterien der Borderlinestörung richten.

Persönlichkeitsstörung:
F60 spezifische Persönlichkeitsstörungen
Hier liegt eine schwere Störung der charakterlichen Konstitution und des Verhaltens vor, die mehrere Bereiche der Persönlichkeit betrifft. Sie geht meist mit der persönlichen und sozialen Beeinträchtigungen einher. Persönlichkeitsstörungen treten häufig erstmals in der Kindheit oder in der Adoleszenz in Erscheinung und manifestieren sich endgültig im Erwachsenenalter. Daher ist die Diagnose einer Persönlichkeitsstörung vor dem Alter 16 oder 17 Jahren wahrscheinlich unangemessen.

Zunächst erfolgen die allgemeinen diagnostischen Leitlinien für Persönlichkeitsstörungen. Für die Untergruppe Borderline Typus wird eine zusätzliche Beschreibung gegeben.

Diagnostische Leitlinien

Die Zustandsbilder sind nicht direkt auf beträchtlichere Hirnschädigungen oder – Krankheiten oder auf eine andere psychiatrische Störung zurückzuführen und erfüllen die folgenden Kriterien:

1. Deutliche Unausgeglichenheit in den Einstellungen und im Verhalten in mehreren Funktionsbereichen wie Affektivität, Antrieb, Impulskontrolle, Wahrnehmen und Denken sowie in den Beziehungen zu anderen.
2. Das auffällige Verhaltensmuster ist andauernd und gleichförmig und nicht auf Episoden psychischer Krankheiten begrenzt.
3. Das auffällige Verhaltensmuster ist tief greifend und in vielen persönlichen und sozialen Situationen eindeutig unpassend.
4. Die Störungen beginnen immer in der Kindheit oder Jugend und manifestieren sich auf Dauer im Erwachsenenalter.
5. Die Störung führt zu deutlichem subjektiven Leiden, manchmal jedoch erst im späteren Verlauf.
6. Die Störung ist meistens mit deutlichen Einschränkungen der beruflichen und sozialen Leistungsfähigkeit verbunden.

(vgl. http://www.informatik.fh-luebeck.de/icdger/f60-2.htm)

F60.3 emotional instabile Persönlichkeitsstörung

Eine Persönlichkeitsstörung mit deutlicher Tendenz, impulsiv zu handeln ohne Berücksichtigung von Konsequenzen, und mit wechselnder, instabiler Stimmung. Die Fähigkeit, vorauszuplanen, ist gering und Ausbrüche intensiven Ärgers können zu oft gewalttätigem und explosiblem Verhalten führen; dieses Verhalten wird leicht ausgelöst, wenn impulsive Handlungen von anderen kritisiert oder behindert werden. (vgl. http://www.informatik.fh-luebeck.de/icdger/f60_3.htm)

F60.31 Borderline Typus
Klinisch-diagnostische Leitlinien

Einige Kennzeichen emotionaler Instabilität sind vorhanden, zusätzlich sind oft das eigene Selbstbild, Ziele und „innere Präferenzen" (einschließlich der sexuellen) unklar und gestört. Meist besteht ein chronisches Gefühl innerer Leere. Die Neigung zu intensiven, aber unbeständigen Beziehungen kann zu wiederholten emotionalen Krisen führen mit übermäßigen Anstrengungen, nicht verlassen zu werden, und mit Suiziddrohungen oder selbstschädigenden Handlungen (diese können auch ohne deutliche Auslöser vorkommen).

Forschungsktiterien

A. Die allgemeinen Kriterien für eine Persönlichkeitsstörung (F60) müssen erfüllt sein.
B. B. Mindestens drei der oben unter F60.3 erwähnten Kriterien müssen vorliegen und zusätzlich mindestens zwei der folgenden Eigenschaften und Verhaltensweisen:

1. Störungen und Unsicherheit bezüglich Selbstbild, Zielen und „inneren Präferenzen“
   (einschließlich sexueller);
2. Neigung sich in intensive aber instabile Beziehungen einzulassen, oft mit der Folge von
   Emotionalen Krisen;
3. übertriebene Bemühungen, das Verlassenwerden zu vermeiden;
4. wiederholt Drohungen oder Handlungen mit Selbstschädigung;
5. anhaltende Gefühle von Leere.

(vgl. http://www.informatik.fh-luebeck.de/icdger/f60_31.htm)

Im Vergleich zu den ICD-10 Kriterien möchte ich die Kriterien von DSM-III-R aufzeigen.

Das DSM-III-R *(Diagnostic and Statistical Manual)* führt acht Kriterien für Borderline-Persönlichkeitsstörungen auf, von denen fünf vorhanden sein müssen, damit diese Diagnose gestellt werden kann.

1. Unbeständige und unangemessenen intensive zwischenmenschliche Beziehungen.
2. Impulsivität bei potentiell selbstschädigenden Verhaltensweisen, beispielsweise Drogen- und Alkoholmissbrauch, Sex, Ladendiebstahl, rücksichtsloses Fahren, übermäßiges Essen.
3. Starke Stimmungsschwankungen.
4. Häufige und unangemessene Zornausbrüche.
5. Wiederkehrende Selbstmorddrohungen oder –versuche oder Selbstverstümmelungen.
6. Das Fehlen eines klaren Identitätsgefühls.
7. Chronische Gefühle von Leere oder Langeweile.
8. Verzweifelte Bemühungen, die reale oder eingebildete Angst vor dem Verlassenwerden zu verhindern.

(Kreisman/Straus, 1989, S. 25-26)

Die klinische Definition der Borderline-Persönlichkeitsstörung

Die zur Zeit gültige, offizielle Definition der Borderline-Pathologie ist in den diagnostischen Kriterien der Borderline-Persönlichkeitsstörung im DSM-III-R enthalten. Diese Beschreibung, die ursprünglich von John Gunderson und anderen entwickelt wurde, betont besonders, beobachtetes Verhalten. Daher ist sie enger gefasst als Otto Kernbergs Beschreibung, die den Ursachen und der intrapsychischen Funktion größere Aufmerksamkeit widmet.
Durch folgende Kriterien lässt sich in 80 Prozent und mehr der Fälle die Borderline-Persönlichkeitsstörung von anderen Krankheiten unterscheiden.

Die Diagnose wird bestätigt, wenn sich mindestens fünf der acht hier beschriebenen Kriterien nachweisen lassen:

Die unablässige Suche nach dem richtigen Partner oder der richtigen Partnerin

1. Kriterium:

Unbeständige und intensive zwischenmenschliche Beziehungen mit auffälligen Verschiebungen der Einstellung gegenüber anderen und auffallenden Muster der Manipulation anderer.

Die unstabilen Beziehungen der Borderline-Persönlichkeit sind direkt verbunden mit ihrer Intoleranz gegenüber Trennung und ihrer Angst vor Intimität. Für den Betroffenen ist es typisch, dass er abhängig ist, sich an andere klammert und andere idealisiert, bis der Geliebte, der Ehepartner oder Freund diese Bedürfnisse zurückweist und in Frage stellt; in diesem Fall geht die Borderline-Persönlichkeit zum anderen Extrem über – zu Abwertung, Widerstand gegenüber Intimität und völliger Vermeidung. Zwischen dem Wunsch nach Verschmelzung und danach, umsorgt zu werden, auf der einen und der Angst, verschlungen zu werden, auf der anderen Seite besteht ein ständiges Tauziehen. Für die Borderline- Persönlichkeit bedeutet Verschlungenwerden die Auslöschung einer getrennten Identität, den Verlust der Autonomie und das Gefühl, überhaupt nicht zu existieren. Der Betroffene schwankt zwischen dem Wunsch nach Nähe, um Leere und Langeweile zu erleichtern, und der Angst vor Intimität, die als Dieb des Selbstvertrauens und der Unabhängigkeit wahrgenommen wird.

Obwohl die Borderline-Persönlichkeit anderen gegenüber sehr sensibel ist, fehlt ihr echtes Mitleid. Sie kann überstürzt reagieren, wenn sie einen Bekannten, einen Kollegen oder Therapeuten außerhalb seines normalen Geschäftsbereichs trifft, weil es ihr schwer fällt zu begreifen, dass dieser Mensch ein separates Leben führt. Außerdem kann sie das getrennte Leben des Therapeuten möglicherweise nicht verstehen oder sehr eifersüchtig darauf sein, wie auch auf andere Patienten. Dem Betroffenen fehlt >Objektkonstanz<, die Fähigkeit, andere als komplexe Menschen wahrzunehmen, die sich dennoch widerspruchsfrei verhalten können. Die Borderline-Persönlichkeit erfährt den anderen auf der Basis der letzten Begegnung, nicht auf einer konsequenten Serie von Interaktionen, die eine breite Grundlage haben. Daher kommt es nie zu einer konstanten, vorhersehbaren Wahrnehmung des anderen, denn der Betroffene reagiert auf diesen Menschen jedes Mal neu.

Da der Patient nicht in der Lage ist, das Gesamtbild zu erkennen, aus Fehlern zu lernen und eigene Verhaltensmuster zu beobachten, wiederholen sich destruktive Beziehungen häufig.

Der Betroffene ist auf einer endlosen Suche nach einem perfekten Menschen, der ihn umsorgt, ihm alles gibt und immer für ihn da ist.

Der impulsive Charakter

2. Kriterium:

Impulsivität in mindestens zwei Bereichen, die potentiell selbstzerstörerisch sind, zum Beispiel Drogenmissbrauch, sexuelle Promiskuität, Spielen, Ladendiebstahl, Kaufsucht, übermäßiges Essen, Anorexia nervosa oder Bulimie. Die Verhaltensweisen der Borderline-Persönlichkeit können sich plötzlich ändern und widersprüchlich sein, da sie normalerweise starken, augenblicklichen Gefühlen entspringen – Wahrnehmungen, die isolierte, unzusammenhängende Schnappschüsse der Erfahrung darstellen. Die Unmittelbarkeit der Gegenwart steht allein da, ohne den Vorteil von Erfahrungen aus der Vergangenheit oder der Hoffnung auf die Zukunft.

Aufgrund historischer Muster sind Beständigkeit und Vorhersagbarkeit für den Betroffenen unerreichbar, und er begeht ähnliche Fehler immer wieder. Die Borderline-Persönlichkeit steckt in der ironischen, aber dennoch unhaltbaren Situation, etwas zu erreichen, nach dem eine ganze Generation in den sechziger Jahren strebte – nämlich „im Jetzt zu leben". Für den Betroffenen gibt es kein Entrinnen aus dem „Jetzt", auch nicht für eine kurze Pause und Neueinschätzung. Die Wirklichkeit ist, wie Octavo Paz es ausdrückte, „ein endloser Augenblick": eine Treppe, die weder nach oben noch nach unten führt, wir bewegen uns nicht, heute ist heute, immer ist heute."

Radikale Stimmungsschwankungen

3. Kriterium:
Affektive Instabilität: auffällige Stimmungsschwankungen in Richtung Depression, Reizbarkeit oder Angst, die meistens einige Stunden lang anhalten und nur selten mehr als ein paar Tage.
Die Borderline-Persönlichkeit macht abrupte Stimmungsschwankungen durch, die kurze Zeit anhalten – meistens nur ein paar Stunden. Die Grundstimmung ist meistens nicht ruhig und kontrolliert, sondern eher überaktiv und nicht zu unterdrücken oder pessimistisch, zynisch und depressiv.
Thomas Wolfe, ein großer amerikanischer Romanschriftsteller, schwankte häufig zwischen Zeiten tatkräftiger Kreativität und endlosem Enthusiasmus und Zeiten von krankhaftem Selbstmitleid, von Unproduktivität und Depressionen, in denen er die Schuld an seinem Versagen auf andere projizierte.

Der rasende Stier

4. Kriterium:
Unangemessener, intensiver Zorn oder fehlende Kontrolle über den Zorn, zum Beispiel häufige Gereiztheit, ständiger Zorn, wiederkehrende körperliche Auseinandersetzungen.
Die Zornausbrüche der Borderline-Persönlichkeit sind genauso unvorhersehbar wie erschreckend. Die gewaltigen Szenen stehen in keinem Verhältnis zu den Frustrationen, die sie auslösen. Der Zorn kann durch ein bestimmtes Vergehen ausgelöst werden, aber darunter liegt ein Arsenal von Angst vor der Bedrohung durch Enttäuschung und Verlassenwerden.
Der Zorn, der so intensiv ist und so nah unter der Oberfläche brodelt, wird häufig auf Menschen gerichtet, die dem Betroffenen am nächsten stehen – Ehepartner, Kinder, Eltern.
Dieser Zorn kann ein Hilferuf sein, eine Erprobung der Treue oder Angst vor Intimität – je nach dem, welche Faktoren zugrunde liegen. Diejenigen, die der Betroffene am meisten braucht, werden weggestoßen. Der Ehepartner, ein Freund, der Geliebte oder Familienmitglieder, die trotz dieser Angriffe dabeibleiben, sind entweder sehr geduldig und verständnisvoll oder in manchen Fällen selbst sehr gestört. Bei derartigen Ausbrüchen ist es schwer, Mitleid zu verspüren, und der Mitbetroffene muss jede Hilfsquelle nutzen, die ihm zur Verfügung steht.

Die Bitte um Hilfe

5.Kriterium:
Wiederkehrende Selbstmorddrohungen, Selbstmordversuche oder Selbstverstümmelungen.
Selbstmorddrohungen und –versuche, die die Neigung des Borderline-Patienten zu überwältigenden Depressionen und Hilflosigkeit widerspiegeln, aber auch sein

Geschick, andere zu manipulieren, sind herausragende Merkmale der Erkrankung. Oft sind die häufigen Drohungen oder halbherzigen Selbstmordversuche nicht auf den Wunsch zu sterben zurückzuführen, sondern der Versuch, Schmerz mitzuteilen, und die Bitte, dass andere eingreifen mögen. Leider führen diese Drohungen, wenn sie gewohnheitsmäßig wiederholt werden, zu dem genauen Gegenteil: die anderen haben genug und reagieren nicht mehr, was zu immer ernsteren Versuchen führen kann. Das Selbstmordverhalten ist eins der schwierigsten Symptome der Borderline-Persönlichkeitsstörung für Familienangehörige und Therapeuten.
Selbstverstümmelung ist, wenn sie nicht klar mit einer Psychose in Zusammenhang gebracht werden muss, das Kennzeichen von Borderline-Erkrankungen. Bei diesem Verhalten, das mit der Krankheit eher als mit jeder anderen psychischen Erkrankung in Verbindung steht, kann es sich um selbstzugefügte Verletzungen an Genitalien, den Gliedmaßen und am Rumpf handeln. Für diese Borderline-Fälle wird der Körper zu einer Straßenkarte, die von selbstbeigebrachten Narben übersät ist.
Rasierklingen, Scherben, Fingernägel und glühende Zigaretten zählen zu den üblichen Instrumenten; der exzessive Gebrauch von Drogen, Alkohol oder Nahrungsmitteln kann ebenfalls Schaden verursachen.
Diese dramatischen, selbstzerstörerischen Verhaltensweisen und Drohungen kann man auf unterschiedliche Weise erklären. Der selbstbeigebrachte Schmerz kann das Bedürfnis des Borderline-Patienten widerspiegeln, etwas fühlen zu wollen, um einer einkapselnden Taubheit zu entgehen. Die Betroffenen umgeben sich mit einer Art isolierenden Kapsel, die sie nicht nur vor emotionalem Schmerz bewahrt, sondern auch als Barriere vor der Realität dient. Die Erfahrung von Schmerz wird also zu einer wichtigen Verbindung mit dem Leben.
Schmerzhaftes, selbstzerstörerisches Verhalten kann dazu dienen, Handlungen einzuschränken, bei denen der Betroffene das Gefühl hat, daß sie gefährlich außer Kontrolle geraten sind.
Viele Borderline-Patienten sagen, dass sie während der selbstverstümmelnden Akte keinen Schmerz fühlen, und berichten sogar von einer ruhigen Euphorie danach. Bevor sie sich Schmerz zufügen, können sie starke Spannungen, Zorn oder überwältigende Traurigkeit fühlen; hinterher erleben sie ein Gefühl von Erleichterung und die Befreiung von Angst.
Ärzte haben schon seit längerem beobachtet, dass Patienten nach einem schweren körperlichen Trauma, etwa einer Kriegsverletzung, eine unerwartete Ruhe erfahren und trotz der fehlenden medizinischen Zuwendung eine Art natürliches Betäubungsmittel zu Verfügung haben. Einige haben die Hypothese aufgestellt, dass der Körper bei solchen Gelegenheiten biologische Substanzen, zum Beispiel Endorphine, freisetzt, die dem Organismus bei der Selbstbehandlung von Schmerzen helfen.

Wer bin ich?

6. Kriterium:
Auffällige und andauernde Identitätsstörungen, die sich mindestens durch zwei der folgenden Anzeichen manifestieren: Selbstbild, sexuelle Orientierung, Langzeitziele oder Berufswahl, Art der gewünschten Freunde, bevorzugte Werte.

Der Borderline-Persönlichkeit fehlt ein konstantes Identitätsgefühl, genau wie ihr eine ständige Grundkonzeptualisierung anderer fehlt. Der Betroffene akzeptiert die eigene Intelligenz, Attraktivität oder Sensibilität nicht als konstante Züge, sondern eher als vergleichbare Qualitäten, die immer wieder neu verdient und im Vergleich mit anderen beurteilt werden müssen.

Die Borderline-Persönlichkeit hält sich beispielsweise nur aufgrund eines gerade durchgeführten Intelligenztests für intelligent. Am nächsten Tag wird sie sich wieder für „dumm" halten, wenn sie einen „blöden" Fehler macht.
Für die Borderline-Persönlichkeit ist die Identität auf einer Kurve abgestuft. Wer sie heute ist bestimmt ihren Wert, mit wenig Rücksicht auf das, was vorher war. Die Borderline-Persönlichkeit ruht sich nicht auf ihren Lorbeeren aus. Wie Sisyphus ist sie dazu verurteilt, den Felsblock immer wieder den Berg hinaufzurollen, weil sie sich ständig neu beweisen muss. Selbstachtung erhält sie nur, wenn sie andere beeindruckt; anderen zu gefallen wird also für die Liebe zu sich selbst wichtig.

Immer halb leer
7. Kriterium: Chronische Gefühle von Leere und Langeweile.
Die Borderline-Persönlichkeit, der eine Grundidentifikation fehlt, erfährt häufig schmerzliche Einsamkeit, die sie motiviert, nach Möglichkeiten zu suchen, diese „Löcher" zu füllen.
Die Berichte vieler Betroffener ähneln der fast körperlichen Empfindung, die Graham Green in *Eine Art Leben* beschreibt: „Die Langeweile schien im Kopf wie ein Ballon anzuschwellen; unter der Schädeldecke entstand ein Druck; manchmal hatte ich Angst, dass dieser Ballon zerplatzen und ich meinen Verstand verlieren würde."
In vielerlei Hinsicht sucht der Betroffene nicht wegen der positiven Aspekte nach einer neuen Beziehung oder Erfahrung, sondern um dem Gefühl der Leere zu entgehen.
Das Bedürfnis, die Leere zu füllen oder die Langeweile zu erleichtern, kann zu Zornausbrüchen, selbstschädigender Impulsivität und Stimmungsschwankungen führen, die dazu dienen soll, irgendeine Gefühlsempfindung hervorzurufen.

„Andere richten sich nach mir, also bin ich"
9. Kriterium: Verzweifelte Bemühungen, die reale oder eingebildete Angst vor dem Verlassenwerden zu verhindern.

Ähnlich wie ein Kind nicht zwischen der zeitweiligen Abwesenheit der Mutter und ihrer „Auslöschung" unterscheiden kann, erfährt die Borderline-Persönlichkeit zeitweiliges Alleinsein oft als immerwährende Isolation. Der Betroffene bekommt aufgrund seiner wirklichen oder eingebildeten Angst, von für ihn wichtigen Menschen verlassen zu werden, starke Depressionen. Schließlich wird er gegenüber der Welt von Zorn erfasst, da ihm diese grundlegende Erfüllung versagt wird.
Besonders wenn der Betroffene allein ist, kann er die Empfindung, zu existieren und sich wirklich zu fühlen, verlieren. Er richtet sich nicht nach Descartes Existenzprinzip "Ich denke, also bin ich", sondern lebt nach einer Philosophie, die eher folgendem Satz ähnelt: „Andere richten sich nach mir, also bin ich."
Das Alleinsein wiederholt die Panik, die Betroffene als Kind erfahren haben, wenn sie mit der Möglichkeit, von den Eltern verlassen zu werden, konfrontiert wurden: Wer wird sich um mich kümmern? Der Schmerz der Einsamkeit kann nur durch einen Phantasieliebhaber erleichtert werden, wie es im Text unzähliger Liebeslieder ausgedrückt wird.
(vgl. Kreisman/Straus, 1992, S. 52-70)

Auf den ersten Blick scheinen diese Kriterien vielleicht unzusammenhängend oder nur am Rande miteinander verwandt zu sein. Manchmal können wir Teile dieser Kriterien auch an uns selbst beobachten. Wenn man sie jedoch genauer betrachtet, erkennt man, dass diese neun Symptome miteinander verwandt sind und in einer

Wechselbeziehung zueinander stehen, so dass ein Symptom ein weiteres entzündet, ähnlich wie die Kolben eines Verbrennungsmotors. Fachleute sprechen hier auch von „Aufschaukeln“. Ist der Teufelskreis einmal entfacht, wird die Fähigkeit, ein soziales Leben zu führen meist stark eingeschränkt oder gar unmöglich.

ICD-10 und DSM-III-R Klassifikation im Vergleich

Die ICD-10 Klassifikation ist meines Erachtens nach gegenüber der DSM Klassifikation übersichtlicher und strukturierter. Es lassen sich genauere Diagnosen stellen. Gerade bei einer so großen Zahl von verschiedenen Persönlichkeitsstörungen ist es nicht einfach die richtige Diagnose zu stellen, darum ist es wichtig, die einzelnen Kriterien aufzuteilen, wie es in der ICD-10 Klassifikation zu sehen ist, um einen besseren Überblick zu bekommen und um feststellen zu können um welche Art von Persönlichkeitsstörung es sich handelt. Bei der DSM-III-R Klassifikation sind die einzelnen Kriterien ausführlicher beschrieben aber nicht gesplittet wie bei der ICD-10 Klassifikation, so dass durch die Kompaktheit und das Überschneiden der einzelnen Kriterien, leichter eine Fehldiagnose gestellt werden kann. Im Gesamten sind jedoch die einzelnen Kriterien der DSM-III-R Klassifikation mit der ICD-10 Klassifikation identisch.

5. Strukturelle Analyse des Borderline-Syndroms

Das Borderline-Syndrom als Strukturproblem

In der psychoanalytischen Literatur wird der Ausdruck „strukturelle Analyse“ oder „Strukturanalyse“ in verschiedenen Bedeutungen verwendet. Man versteht darunter erstens eine Analyse psychischer Vorgänge im Hinblick auf die drei großen psychischen Strukturen Ich, Es und Über-Ich. Dies ist auch die Weise, wie Freud ursprünglich den Terminus angewendet hat, indem er den „strukturellen“ „topischen“ oder „topographischen“ Gesichtspunkt abgrenzte. Zum zweiten bezieht sich der Ausdruck „strukturelle Analyse“ in einem weiteren Sinne auf die von Hartmann, Kris und Loewenstein (1946) und besonders von Rapaport und Gill (1959) erarbeitete Auffassung des Ichs als einer psychischen Instanz, die sich zusammensetzt aus (a) „Strukturen“, d.h. Konfigurationen mit langsamer Veränderungsrate, die für die Kanalisierung psychischer Prozesse verantwortlich sind; (b) diesen psychischen Prozessen bzw. „Funktionen“ selbst und schließlich (c) den so genannten „Schwellen“.
Im klinischen Sprachgebrauch findet man diese zweite Verwendungsweise des Begriffs „strukturell“ unter anderem in der Beschreibung kognitiver Strukturen (hierzu gehören insbesondere die Unterscheidung zwischen Primärprozess- und Sekundärprozessdenken) und Abwehrstrukturen (d.h. Konstellationen von Abwehrmechanismen und Abwehraspekten des Charakters). Es gibt aber noch eine dritte Bedeutung des Terminus „struktuelle Analyse“, die erst in neuerer Zeit in Gebrauch gekommen ist, nämlich im Sinne einer Analyse der Stukturabkömmlinge verinnerlichter Objektbeziehungen (Fabrian 1951, Kernberg 1966).

Im Folgenden gehe ich auf die Analyse der Borderline-Persönlichkeitsstruktur ein und beginne zunächst mit einer Strukturanalyse des Ichs als einer Makrostruktur, die ihrerseits verschiedene Substrukturen mit ihren Funktionen integriert.

Unspezifische Anzeichen von Ichschwäche
Es gibt einerseits „spezifische“ Aspekte der Ichschwäche, nämlich das für Borderline-Strukturen so Charakteristische Überwiegen primitiver Abwehrmechanismen. Und andererseits gibt es „unspezifische“ Aspekte der Ichschwäche; darunter versteht man drei Merkmale:

1. eine Mangelhafte Angsttoleranz,
2. eine mangelhafte Impulskontrolle und
3. mangelhaft entwickelte Sublimierungen.

Die mehr oder weniger mangelhafte Differenzierung zwischen Selbst- und Objektrepräsentanzen und die damit verbundene Auflösung der Ichgrenzen könnte man wohl ebenfalls zu den „unspezifischen“ Aspekten der Ichschwäche bei Borderline-Persönlichkeitsstrukturen zählen.
Eine *mangelhafte Angsttoleranz* läßt sich daran ermessen, inwieweit jede Steigerung von Angst über das gewohnte Maß hinaus zu weiterer Symptombildung, alloplastischen Verhaltensweisen oder tieferer Ich-Regressionen führt. Es kommt hier nicht auf das Ausmaß der Angst an sich an, sondern darauf, wie das Ich auf jede zusätzliche Angstbelastung reagiert.
Charakterstörungen vom Typ des so genannten „triebhaften Charakters“ sind ein typisches Beispiel für eine *mangelhafte Impulskontrolle*. Sie erscheint in Form einer unberechenbaren, sprunghaften Impulsivität als unspezifische Reaktion auf jeden stärkeren Anstieg von Angst oder Triebspannungen gleich welcher Art.
Die Impulsivität ist hier nicht so sehr als Ausdruck der Aktivierung eines bestimmten dissoziierten Identifikationssystems zu verstehen, sondern vielmehr als ein Versuch der Zerstreuung und Abfuhr intrapsychischer Spannungen jeglicher Art.
Die mangelhafte Ausbildung von Sublimierungen ist wiederum schwer zu beurteilen, denn man muss hierzu unter anderem konstitutionell bedingte Fähigkeiten abschätzen und Begabungen gegen tatsächliche Leistungen abwägen. Auch die soziale Umwelt des Patienten ist mit in Rechnung zu stellen. Kreative Genussfähigkeit und kreative Leistungsfähigkeit sind die beiden wichtigsten Aspekte der Sublimierungsfähigkeit; sie sind auch vielleicht die besten Indikatoren dafür, in welchem Ausmaß der Patient über eine konfliktfreie Ichsphäre verfügt, und daher ist umgekehrt ihr Fehlen ein wichtiger Indikator für eine Ichschwäche.
(vgl. Kernberg, 1978, S. 40-55)

Spezifische Abwehrmechanismen auf dem Niveau der Borderline-Persönlichkeitsstruktur

Eines der wesentlichen Ziele der Ichentwicklung und –integration besteht in der Synthese früherer und späterer Introjektionen und Identifizierungen zu einer stabilen Ich-Identität. Denn die unter dem Einfluss libinöser Triebabkömmlinge errichteten Introjektionen werden anfangs separat von den unter Einfluss aggressiver Triebabkömmlinge errichteten Identifizierungen aufgebaut (man spricht auch von „guten“ und „bösen“ inneren Objekten bzw. von „positiven“ und „negativen“ Introjektionen). Diese Aufteilung verinnerlichter Objektbeziehungen in „gute“ und „böse“ ergibt sich zunächst einfach aufgrund der noch mangelhaften Integrationsleistung des frühkindlichen Ichs. Später jedoch wird aus dieser ursprünglichen Integrationsschwäche ein vom inzwischen stärker gewordenen Ich aktiv benutzter Abwehrvorgang, mit dessen Hilfe die Generalisierung von Angst vermieden und der auf der Basis positiver Introjektionen und Identifizierungen aufgebaute Ichkern geschützt werden soll. Eine solche Form der Abwehr durch

Teilung des Ichs – wobei ein Zustand, der ursprünglich schlicht Ausdruck mangelhafter Integration war, nun aktiv zu bestimmten Zwecken herbeigeführt wird – entspricht im wesentlichen dem Mechanismus der Spaltung.
Das Bedürfnis, die guten Selbst- und Objektimagines und die guten äußeren Objekte angesichts der Gegenwart „total böser" Selbst- und Objektimagines zu schützen und zu bewahren, mobilisiert neben Spaltungsprozessen noch eine ganze Reihe weiterer Abwehrvorgänge. Diese bilden zusammen mit der Spaltung als dem zentralen Mechanismus das Tableau der typischen Abwehrmechanismen, die für die Borderline-Persönlichkeitsstruktur kennzeichnend sind.
Im Folgenden sollen nun diese Abwehrmechanismen der Reihe nach eingehender beschrieben werden.

1. Spaltung

Hier handelt es sich um einen zentralen Abwehrmechanismus der Borderline-Persönlichkeitsstruktur. Den Ausdruck „Spaltung" verwendet Kernberg als Bezeichnung für das aktive Auseinanderhalten konträrer Introjektionen und Identifizierungen. Spaltungsprozesse sind eine Hauptursache der Ichschwäche.
Klinisch manifestiert sich eine Spaltung unter anderem in der Weise, dass – etwa bei bestimmten Charakterstörungen – gegensätzliche Seiten eines Konflikts abwechselnd die Szene beherrschen, wobei der Patient in Bezug auf die jeweilige andere Seite eine blanke Verleugnung zeigt und über die Widersprüchlichkeit seines Verhaltens und Erlebens über die Widersprüchlichkeit seines Verhaltens und Erlebens überhaupt nicht betroffen zu sein scheint. Eine weitere direkte Manifestation von Spaltungsvorgängen besteht in einer „mangelhaften Impulskontrolle" selektiver Art.

Das vielleicht bekannteste Spaltungsphänomen ist die Aufteilung äußerer Objekte in „total gute" und „total böse", wobei ein Objekt ganz abrupt und total seinen Charakter von einem Extrem zum anderen verändern kann, indem sämtliche Gefühle und Vorstellungen über die betreffende Person von einem Moment auf den anderen völlig ins Gegenteil umschlagen. Die Spaltung kommt nicht als isolierter Abwehrmechanismus vor, sondern ist regelmäßig mit anderen Abwehrmechanismen kombiniert.

2. Primitive Idealisierung

Hierunter versteht Kernberg die Neigung, (bestimmte) äußere Objekte zu „total guten" zu machen, damit sie einen gegen die bösen Objekte beschützen und damit sie nicht von der eigenen oder der auf andere Objekte projizierten Aggression in Frage gestellt, entwertet oder gar zerstört werden können. Die primitive Idealisierung bringt unrealistische, „nur gute" und übermächtige Objektimagines hervor, wodurch die Entwicklung des Ich-Ideals und des Über-Ichs in negativem Sinne beeinflusst wird. Eine solche primitive Idealisierung impliziert weder bewusste oder unbewusste Aggressionen gegen das idealisierte Objekt noch auch Schuldgefühle wegen solcher Aggression und Besorgnis um das Objekt. Es handelt sich hier also nicht um eine Reaktionsbildung, sondern um die unmittelbare Manifestation einer primitiven Phantasiestruktur, in der es gar nicht um eine wirkliche Hochschätzung der idealisierten Person geht, sonder ausschließlich um deren Eignung als Beschützer gegen eine Welt voller gefährlicher Objekte. Eine weitere Funktion solcher Idealobjekte besteht darin, dass man sich mit der ihnen zugesprochenen Allmacht identifizieren und so an der Größe des idealisierten Objekts teilhaben kann, was wiederum einen Schutz gegen Aggression bietet.

3. *Frühformen der Projektion, insbesondere die projektive Identifizierung*
Starke projektive Tendenzen sind ein häufiger Befund bei Patienten mit Borderline-Persönlichkeitsstruktur. Der Hauptzweck der Projektion besteht hier in der Externalisierung der „total bösen", aggressiven Selbst- und Objektimagines, und als wichtige Folge dieses Vorgangs entstehen gefährliche vergeltungssüchtige Objekte, gegen die der Patient wiederum sich zur Wehr setzen muss. Die Projektion der Aggression gelingt also nur sehr unvollkommen. Zwar sind die Ichgrenzen dieser Patienten so weit entwickelt, dass in den meisten Lebensbereichen ein ausreichendes Differenzierungsvermögen zwischen Selbst und Objekten gewährleistet ist, aber die besondere Intensität der Projektionsneigung führt im Verein mit der charakteristischen Ichschwäche dieser Patienten leicht zu einer umschriebenen Schwächung der Ichgrenzen im Bereich der Projektion von Aggression. So kommt es, dass der Patient sich mit dem Objekt, auf das er seine Aggression projiziert hat, gleichzeitig noch identifiziert fühlt und dass diese weiter fortbestehende „emphatische" Beziehung zu dem mittlerweile bedrohlich gewordenen Objekt die Angst vor der eigenen projizierten Aggression weiterhin aufrechterhält und noch verstärkt. Der Patient muss daher dieses als bedrohlich erlebte Objekt unter Kontrolle halten, um zu verhindern, dass es ihn unter dem Einfluss (projizierter) aggressiver Impulse angreift; er muss das Objekt beherrschen und eher selber angreifen, bevor er (wie er fürchtet) vom Objekt überwältigt und zerstört wird.

4. *Verleugnung*
Für den Gebrauch von Verleugnungsmechanismen findet man bei Patienten mit Borderline-Persönlichkeitsstruktur in der Regel zahlreiche Anhaltspunkte, und zwar handelt es sich dabei hauptsächlich um primitive Formen von Verleugnung, die von „höheren", reiferen Formen dieses Abwehrmechanismus zu unterscheiden sind.
Sehr typisch ist z.B. die „wechselseitige Verleugnung" zweier emotional gegensätzlicher und verselbständigter Bewusstseinsbereiche.

Der Patient ist sich zwar im klaren darüber, dass seine momentanen Wahrnehmungen, Gedanken und Gefühle in Bezug auf sich selbst oder anderen Zeiten wahrnahm, dachte, fühlte; aber dieses Wissen hat für ihn keinerlei emotionale Relevanz, es vermag nichts an seinen derzeitigen Gefühlen zu ändern. Zu einem späteren Zeitpunkt kehrt er womöglich wieder zu seinem vorigen Ichzustand zurück und verleugnet dann den jetzigen, wobei wiederum das Wissen darum intakt bleibt, der Patient aber überhaupt nicht in der Lage ist, diese beiden Ichzustände emotional miteinander in Verbindung zu bringen.
Eine Verleugnung kann sich bei den Patienten, um die es hier geht, auch noch in anderer Weise manifestieren, nämlich indem der Patient einen bestimmten Sektor seines inneren subjektiven Erlebens oder der wahrgenommenen Außenwelt einfach ignoriert, nicht wahrhaben will. Unter Druck einer Konfrontation wird er zwar zugeben, daß er rein verstandesgemäß um den verleugneten Bereich „weiß", aber er kann wiederum dieses Wissen gar nicht mit seinem sonstigen emotionalen Erleben integrieren.

5. *Allmacht (Omnipotenz) und Entwertung*
Diese beiden Mechanismen stehen ebenfalls in engem Zusammenhang mit der Spaltung; sie sind außerdem direkte Manifestation der Benutzung primitiver Introjektionen und Identifizierungen zu Abwehrzwecken.

Patienten mit diesen beiden Abwehrhaltungen schwanken oft zwischen zwei scheinbar gegensätzlichen Einstellungen: Zeitweilig dominiert das Bedürfnis, eine anspruchliche und anklammernde Beziehung zu einem idealisierten, „magisch“ überhöhten Objekt herzustellen, während zu anderen Zeiten die Phantasien und das Verhalten dieser Patienten selbst von einem tiefen Gefühl eigener magischer Omnipotenz durchdrungen sind. Beiden Phasen liegt eine Identifizierung mit einem „total guten“ Objekt zugrunde, das zum Schutz gegen böse „verfolgende“ Objekte idealisiert und mit Allmacht ausgestattet wird. Es handelt sich hier nicht um eine echte „Abhängigkeit“ im Sinne wirklicher Liebe und Rücksichtnahme gegenüber dem Idealobjekt. Denn im Grunde behandelt der Patient diese idealisierte Person ziemlich rücksichtslos und possessiv, quasi wie ein Anhängsel seiner selbst.
Das Bedürfnis, diese idealisierten Objekte zu beherrschen und zu benutzen, um mit ihrer Hilfe die Umwelt zu manipulieren und auszubeuten und „potentielle Feinde auszuschalten“, verbindet sich mit einem maßlosen Stolz über den „Besitz“ dieser idealen Objekte, die dem Patienten so völlig ergeben sind. Hinter Gefühlen von Unsicherheit, Minderwertigkeit und Selbstkritik, wie sie bei Borderline-Patienten häufig vorkommen, stößt man oft auf verborgene Größen- und Allmachtsphantasien, beispielsweise in der Form, dass der Patient unbewusst an der Überzeugung festhält, er habe einen rechtmäßigen Anspruch darauf, dass andere seine Bedürfnisse befriedigen und ihm ergeben sind, einen Anspruch auf besondere Privilegien und bevorzugte Behandlung. – Die Entwertung äußerer Objekte ist zum Teil eine Begleiterscheinung der Allmachtsphantasien; sobald ein äußeres Objekt keine weitere Bedürfnisbefriedigung oder Schutz mehr zu bieten vermag, kann es fallengelassen oder abgeschoben werden, zumal die Fähigkeit, diese Objekt wirklich zu lieben, ja von Anfang an nicht vorhanden war.
(vgl. Kernberg, 1978, S. 40-55)

Der bisher umfassendste und gleichzeitig überzeugendste Versuch einer Beschreibung des Borderline-Syndroms unter strukturellen Gesichtspunkten stammt von Otto Kernberg. Nach Kernbergs Auffassung, die von vielen anderen Autoren geteilt wird (Atkin, Chrzanowski, Eisenstein, Frank, Friedman, Giovaccini, Green, Jacobson, Modell, Wolfberg, Zetzel), lässt sich das Borderline-Syndrom ätiologisch auf eine spezifische Ich-Störung zurückführen, die wegen der Interdependenz der verschiedenen psychischen Strukturen den gesamten psychischen Apparat in pathogener Weise beeinflusst. Der Kern dieser Ich-Störung besteht in der Unfähigkeit zur Entwicklung reiferer Abwehrmechanismen im Sinne der Verdrängung, mit deren Hilfe inkompatible Vorstellungen und Affekte durch eine stabile Barriere von Gegenbesetzungen vom bewussten und vorbewussten Erleben ferngehalten werden. An ihre Stelle treten beim Borderline-Patienten archaische Spaltungsmechanismen, die sich vor allem um die Trennung von guten und bösen Selbst- und Objektrepräsentanzen zentrieren, und die vom Ich aktiv zu dem Zwecke eingesetzt werden, diese Repräsentanzen und die sich um sie kristallisierenden nicht-integrierbaren Ichzustände im bewussten Erleben voneinander zu separieren.
(vgl. Rohde-Dachser, 1983, S. 84)

Resümee

In Kernbergs System machen die Patienten, bei denen zur Zeit die Diagnose einer Borderline-Persönlichkeitsstörung gestellt wird, nur etwa 10 bis 25 Prozent der Patienten aus, die als Borderline-Persönlichkeitsorganisation klassifiziert werden. Ein Patient mit der Diagnose einer Borderline-Persönlichkeitsstörung liegt innerhalb der gesamten Diagnose der Borderline-Persönlichkeitsorganisation auf einem niedrigfunktionierenden Niveau von großer Schwere.

Obwohl Kernbergs System von der American Psychiatric Association nicht offiziell übernommen wurde, hat seine Arbeit als theoretisches Modell für praktizierende Ärzte und Forscher enormen Einfluss gehabt und übt diesen immer noch aus. Allgemein betont Kernbergs Schema die abgeleiteten, inneren Mechanismen.

Wie Neurotiker sind Borderline-Patienten die meiste Zeit über in Kontakt mit der Realität; unter Stress kann sich der Betroffene in einen kurzen psychotischen Zustand zurückentwickeln. (Dieser Zug wird im DSM-III-R nicht als offizielles Kriterium der Borderline-Persönlichkeitsstörung anerkannt, er wurde als neuntes Kriterium vorgeschlagen, aber nicht angenommen.)

(vgl. Kreisman/Straus, 1992, S. 247-248)

6. Die schwarzweiße Welt der Borderline-Persönlichkeit

Einsamkeit, die Angst, verlassen zu werden, impulsive, selbstzerstörerische Akte, stürmische Beziehungen, die Unfähigkeit Intimität aufzunehmen – derartige Gefühle erfahren wir alle einmal. Die Borderline-Persönlichkeit lebt jedoch fast ständig mit diesen Gefühlen und erlebt sie in viel größerem Ausmaß. Viele Menschen leiden unter großem geistigem und emotionalem Schmerz – ein Schmerz, der fast so stechend ist wie körperlicher Schmerz und möglicherweise sogar erschreckender sein kann. Die Betroffenen wissen nicht, warum das so ist, was sie dagegen unternehmen oder wie sie Hilfe finden können.
Die Welt der Borderline-Persönlichkeit ist wie die Welt des Kindes in Helden und Bösewichte aufgeteilt. Der Betroffene ist emotional gesehen ein Kind und kann menschliche Widersprüche und Mehrdeutigkeit nicht tolerieren. Er kann die guten und schlechten Eigenschaften eines anderen Menschen nicht in einen beständigen Zusammenhang bringen.
Der andere ist immer entweder „gut" oder „schlecht", es gibt keine Abstufungen, keine Grauzone.
Das schwierigste daran, eine Borderlin-Persönlichkeit zu sein, war die Leere, die Einsamkeit und die Intensität der Gefühle, sagt eine Betroffene.
Kreisman/Straus, 1992, S. 41)

Hauptmerkmal dieser Störung ist ein durchgängiges Muster von Instabilität hinsichtlich des Selbstbildes, der zwischenmenschlichen Beziehungen und der Stimmung. Der Beginn liegt im frühen Erwachsenenalter, und die Störung manifestiert sich in den verschiedensten Lebensbereichen.
In fast allen Fällen tritt eine ausgeprägte und andauernde Identitätsstörung auf. Diese ist häufig massiv ausgeprägt und manifestiert sich in Form von Unsicherheit in den verschiedensten Lebensbereichen, wie zum Beispiel dem Selbstbild, der sexuellen Orientierung, den langfristigen Zielen oder Berufswünschen , in der Art der Freunde oder Partner oder in den persönlichen Wertvorstellungen. Der Betroffene empfindet diese Instabilität des Selbstbildes häufig als ein chronisches Gefühl der Leere oder Langeweile.
Zwischenmenschliche Beziehungen sind gewöhnlich instabil und intensiv und zeichnen sich durch einen Wechsel zwischen den beiden Extremen Überidealisierung und Abwertung aus. Die Betroffenen sind nur ungern allein und versuchen, mit allen Mitteln ein reales oder vorgestelltes Verlassenwerden zu verhindern.
Gewöhnlich zeigt sich eine affektive Instabilität. Diese Instabilität findet ihren Ausdruck in ausgeprägten Stimmungsänderungen der Grundstimmung zu Depression, Reizbarkeit oder Angst, wobei diese Verstimmungen gewöhnlich einige Stunden oder, in seltenen Fällen, länger als einige Tage andauern. Weiterhin sind die Betroffenen häufig übermäßig zornig oder können ihren Zorn nicht kontrollieren, was häufig zu Wutausbrüchen oder Prügeleien führt. Sie neigen zu impulsiven Handlungen, insbesondere im Rahmen von Aktivitäten, die potentiell selbstschädigend sind, wie z.B. verschwenderisches Einkaufen, Missbrauch Psychotroper Substanzen, rücksichtsloses Fahren, wahlloser Geschlechtsverkehr, Ladendiebstahl und Fressanfälle.
Bei schweren Formen dieser Störung treten häufig wiederholt Selbstmorddrohungen,-andeutungen oder –versuche oder andere selbstverstümmelnde Verhaltensweisen (z.B. Aufschneiden der Pulsadern) auf.

Dieses Verhalten kann dazu dienen, andere zu manipulieren, es kann von starkem Zorn herrühren oder gegen Gefühle der „Empfindungslosigkeit" Depersonalisation gerichtet sein, die unter extremer Belastung auftreten.

Nebenmerkmale: Bei dieser Störung treten häufig gleichzeitig viele Merkmale anderer Persönlichkeitsstörungen wie Schizotypischen, Histrionischen, Narzißtischen oder Antisozialen Persönlichkeitsstörung auf. In vielen Fällen sind mehrere Diagnosen gerechtfertigt. Häufig haben die Betroffenen eine antisoziale und eine allgemein pessimistische Einstellung. Wechsel zwischen Abhängigkeit und Selbstbehauptung sind üblich. Unter starker Belastung können vorübergehend psychotische Symptome auftreten, deren geringes Ausmaß oder kurze Dauer jedoch keine zusätzliche Diagnose rechtfertigen.
Beeinträchtigungen: Die soziale Anpassung und die berufliche Leistungsfähigkeit sind oft erheblich beeinträchtigt.
Komplikationen: Dysthyme Störung (depressive Neurose; Anm. d. Autorin), Major Depression, Missbrauch Psychotroper Substanzen und psychotische Störungen, wie z.B. eine Kurze Reaktive Psychose, kommen als mögliche Komplikationen in Frage. Die Betroffenen können Suizid begehen.
Geschlechtsverteilung: Die Störung wird bei Frauen häufiger diagnostiziert.

Prävalenz: Die Borderline-Persönlichkeitsstörung tritt offensichtlich häufig auf.
Differentialdiagnose: Ein ähnliches klinisches Bild zeigt sich bei der *Identitätsstörung*. Eine Borderline-Persönlichkeitsstörung schließt jedoch die Diagnose einer Identitätsstörung aus, wenn die Kriterien der Persönlichkeitsstörung erfüllt sind, die Störung hinreichend massiv und anhaltend ist und wenn sie mit hoher Wahrscheinlichkeit nicht auf ein Entwicklungs-stadium begrenzt ist. (Kaysen, 1994, S. 190-193)

Emotionales Ausbluten

Borderline-Persönlichkeiten werden zu unkontrollierten Zornausbrüchen gegenüber den Menschen, die sie am meisten lieben, provoziert. Sie haben keine Hoffnung, fühlen sich leer und verschwenden ihre Identität. Stimmungsschwankungen treten schnell auf und sind explosiv. Sie treiben den Betroffenen von höchsten Glücksgefühlen in tiefste Depressionen. In einer Stunde von Zorn erfüllt, in der nächsten von Ruhe, hat der Kranke meistens keine Ahnung, warum er zu solchem Zorn getrieben wurde. Die Unfähigkeit, die Ursachen zu erkennen, führt anschließend zu noch größerem Selbsthass und weiteren Depressionen.
In gewisser Weise blutet die Borderline-Persönlichkeit emotional aus. Ihr fehlt der Gerinnungsmechanismus, der nötig ist, um plötzliche Gefühlsausbrüche zu mäßigen. Wenn eine Leidenschaft erregt wird, verblutet die Borderline-Persönlichkeit emotional.
Längere Zeiten von Zufriedenheit sind dem Betroffenen fremd. Er wird von chronischer Leere zerfressen, bis er gezwungen wird, irgend etwas zu tun, um zu entrinnen. Wenn ihn ein Tief im Griff hat, ist er anfällig für eine Unzahl impulsiver, selbstzerstörerischer Handlungen – Drogen- und Alkoholmssßbrauch, Essmarathone, Magersucht, Bulimie, Ausflüge in Spielhallen, Geldverschwendung bei sinnlosen Einkäufen, sexuelle Promiskuität und Selbstverstümmelung. Es kann zu Selbstmordversuchen kommen, die häufig nicht mit der Absicht unternommen werden, zu sterben. Der Betroffene will etwas fühlen, um sich zu bestätigen, dass er lebt. „Ich hasse es, wenn ich mich so fühle", gesteht ein Patient. „Wenn ich an

Selbstmord denke, scheint diese Aussicht so verlockend, so einladend. Manchmal ist es die einzige Sache, auf die ich mich beziehen kann. Es ist schwer, mich davor zurückzuhalten, mich selbst zu verletzen. Es ist also, als ob Angst und Schmerz weggehen werden, wenn ich mir weh tue."
Von großer Bedeutung beim Borderline-Syndrom ist das Fehlen einer grundlegenden Selbstidentität. Wenn die Betroffenen sich selbst beschreiben, zeichnen sie typischerweise ein verwirrtes oder widersprüchliches Selbstporträt. (Kreisman/Straus, 1989, S. 26-28)

Mit den Süchtigen und Depressiven teilen Borderline-Menschen eine mehr oder weniger ausgeprägte Selbstmordtendenz. Borderline-Menschen stellen sich in einem Ausmaß in Frage, dass sie sich nicht nur existentiell bedroht fühlen, sondern auch eigene Überlebensstrategien entwickeln. Ihre Angst treibt sie oft dazu, sich gefühlsmäßig so aufzuspalten, dass sie auf ihr Gegenüber einen abgewehrten Gefühlsanteil von sich ausstrahlen, im Unterschied zu Schizophrenen, die einen eigenen Weltbezug herstellen und ihre Denkansätze Ver-rücken.
Auch Schizophrene leiden unter Spannungszustände und strahlen sie aus, und zwar wenn sie sich auf Kontakt mit ihrer Wirklichkeit einlassen und diese nicht verneinen. (Gneist, 1995, S. 11)

Die Beziehungsstörung bei Borderline-Persönlichkeiten

Borderline-Persönlichkeiten können auf der einen Seite den Partner als etwas Ganzes nicht begreifen und beenden die Beziehung. Auf der anderen Seite können sie das Alleinsein nicht ertragen. Es ist ein ständiger Wechsel zwischen klammern und loslassen. Die Betroffenen sind ständig auf der Suche nach einem Partner der sie beschützt und dem sie Vertrauen können. Da sie den Partner nicht als etwas Ganzes wahrnehmen können, wird die Suche endlos sein.
Die Borderline-Persönlichkeit bemüht sich jeden Tag verzweifelt um einen Mann (oder eine Frau), um ihn/sie dann am nächsten Tag abzuservieren. Längere Romanzen – sind meistens turbulent und von Zorn, Verwunderung und Erregung erfüllt.
(Kreisman/Straus, 1989, S. 28)

Obwohl sich die Borderline-Persönlichkeit ständig als Opfer anderer fühlt, sucht sie ironischerweise verzweifelt neue Beziehungen, denn Einsamkeit oder auch zeitweiliges Alleinsein ist unerträglicher als schlechte Behandlung. Um der Einsamkeit zu entfliehen, sucht die Borderline-Persönlichkeit Single-Bars auf oder flieht in die Arme flüchtiger Bekanntschaften, irgendwohin, um jemanden zu treffen, der sie von der Qual der eigenen Gedanken rettet.
Auf der unablässigen Suche nach einer gegliederten Rolle im Leben wird die Borderline-Persönlichkeit typischerweise von anderen Menschen mit einer komplementären Persönlichkeitsstörung angezogen, die sich wiederum zu ihr hingezogen fühlen.
Für die Borderline-Persönlichkeit lösen sich Beziehungen jedoch schnell wieder auf. Durch zu starke Nähe droht der Betroffene zu ersticken. Wenn er Distanz erlebt und sich selbst überlassen wird, erinnert er sich an das Gefühl des Verlassenseins, das er als Kind erlebte. In beiden Fällen reagiert er sehr stark.
In gewisser Weise trägt die Borderline-Persönlichkeit nur eine skizzenhafte Landkarte von zwischenmenschlichen Beziehungen mit sich herum. Es fällt ihr schwer, die optimale psychische Distanz zu anderen abzumessen, besonders zu

anderen Menschen, die dem Betroffenen viel bedeuten. Als Ausgleich wechselt das Verhalten von klammernder Abhängigkeit zu zorniger Manipulation, von Dankbarkeitsergüssen zu irrationalem Hass. Der Betroffene hat Angst davor, verlassen zu werden, und klammert sich an den Partner; dieser wiederum hat Angst davor, vereinnahmt zu werden, und stößt den anderen weg. Die Borderline-Persönlichkeit sehnt sich nach Intimität und hat gleichzeitig schreckliche Angst vor ihr. Schließlich stößt sie jene ab, zu denen sie am meisten eine Verbindung sucht. (Kreisman/Straus, 1992, S. 30-31)

Da beim Borderline-Syndrom die guten bzw. die bösen Selbst- und Objektvorstellungen durch die Spaltung getrennt gehalten werden, besteht kein integriertes Bild von sich selber und den anderen. Durch die Aufrechterhaltung der Spaltung kann ein Borderline-Patient in der Beziehung zu einem anderen Menschen folglich keine Kohärenz und Kontinuität erleben.
Da er die Gefühle Liebe und Hass, die ja zwei Seiten einer „Beziehungsmedaille" sind, durch die Spaltung getrennt erlebt, kann er einen Menschen auch nicht als Ganzes wahrnehmen. Entweder hasst er die Person, dann ist sie „total böse", und er fühlt sich von ihr bedroht und versucht sich zu distanzieren und die Beziehung zu vermeiden; oder er liebt die Person, dann ist der andere ein „total guter", idealisierter Mensch ohne Fehl und Tadel (primitive Idealisierung). Die Verschiebung der Wahrnehmung seines Gegenübers als gute oder böse Person kann in einem kurzen Gespräch mehrmals erfolgen.
Das Beziehungsdilemma des Borderline-Patienten besteht nun darin, dass er, wenn er Nähe und Intimität mit dem „guten Segment" seiner Persönlichkeit zulässt, diese Nähe und Intimität nur bis zu einem gewissen Grad als positiv erlebt. Ab einer bestimmten Grenze fühlt er sich von dem anderen verschlungen und hat das Gefühl, dass er seine Eigenständigkeit, Autonomie und Identität in der Beziehung verliert. Dabei tritt eine tiefe Angst auf, die Angst vor Ich- Verlust oder Vernichtung. In der Regel wird dann das „böse Segment" aktiviert, und der Patient erlebt den gleichen Menschen als bedrohlich und verschlingend und distanziert sich von ihm. Wenn aber die Distanz zu groß wird, dann entsteht eine Verlassenheitsangst, das andere „gute Segment" wird wieder aktiviert, und er versucht, sich erneut anzunähern und sich anzuklammern, um die Angst vor dem Beziehungsverlust und die damit einhergehende Verlassenheitsdepression abzumildern.
Der Patient ist also zwischen symbiotischen Anklammerungstendenzen mit der einhergehenden Angst vor dem Ich-Verlust und der aggressiven Distanzierung, verbunden mit der Angst vor dem Beziehungsverlust und der Verlassenheitsdepression, hin- und her geworfen. Er kann also nicht mit seinem Partner, aber auch nicht ohne seinen Partner leben. Aus diesem Grund nennt man das Beziehungsmuster beim Borderline-Syndrom stabil-instabil, d. h. das einzig Stabile in der Beziehung ist die chaotische Instabilität.
(vgl. Stauss, 1993, S. 87-88)

Menschen die mit dem Betroffenen zusammenleben

Die Nähe zu einer Borderline-Persönlichkeit aufrechtzuerhalten macht das Verständnis des Syndroms erforderlich und den Willen, einen langen und gefährlichen Balanceakt auf sich zu nehmen.
Bei einer Beziehung zu einem Borderline-Menschen gibt es Phasen ungetrübten Zusammenseins, beglückender Ergänzung und fraglosen aufeinander Eingespieltseins. Doch kann auch solche Wut entfesselt werden, daß durch ein Wort

alles zerstört wird. Schließlich kann wegen eines zu hart oder zu weich gekochten Eis die ganze Beziehung – auch wenn sie schon Jahre dauert – in Frage gestellt werden. Ja, sogar aus dem nichts heraus kann ein Streit entstehen, in dem beide Partner sich so verletzen, dass sie mit Verlassen drohen.

Das borderlinetypische ist einmal der rasche Wechsel von angenehmen und unangenehmen Zuständen (weniger rasch in umgekehrter Abfolge). Zum anderen ist es die meist auffällige hohe Grundspannung von und in Gegenwart von Borderline-Menschen. Löcher in der stützenden Umgebung und ein Mangel an Grundgeborgenheit rufen den raschen Stimmungswechsel hervor, wie ihn der Borderline-Mensch schon als Kleinkind erlebt hat.

Hinter der klinischen Fachsprache verbirgt sich der Schmerz, den die Betroffenen selbst, ihre Familien und Freunde erfahren. Für die Borderline-Persönlichkeit ist ein großer Teil des Lebens eine unbarmherzige, emotionale Achterbahnfahrt ohne offensichtliches Ziel.
Für jene, die mit einer Borderline-Persönlichkeit zusammenleben, einen von der Störung betroffenen Menschen lieben oder ihn als Arzt behandeln, kann diese Reise genauso hoffnungslos und frustrierend sein. (Kreisman/Straus, 1989, S. 26)

Für Angehörige, Freunde, Familie, Partner, Kollegen, Ärzte und Therapeuten ist es wichtig sich daran zu erinnern, dass die Borderline-Persönlichkeitsstörung eine Krankheit ist und nicht der absichtliche Versuch, Aufmerksamkeit zu erlangen. Der Betroffenen kann sich einfach nicht aus eigener Kraft ändern. Es hat keinen Sinn, böse zu werden, ihm gut zuzureden oder zu betteln, dass er sich ändert.
Diejenigen, die mit einer Borderline-Persönlichkeit zu tun haben, müssen einen Balanceakt ausführen. Sie müssen die Borderline-Persönlichkeit einerseits unterstützen und andererseits die notwendige Erwartung bestätigen. Sie müssen versuchen, mit Unterstützung zu reagieren, ohne zu übertreiben. Zuneigung und Körperberührung kann ihm mitteilen, dass er als Mensch geschätzt wird.
Für jeden der regelmäßig Kontakt zu einer Borderline-Persönlichkeit hat, ist es schwierig, sich mit deren Verhalten auseinanderzusetzen. Die Zornausbrüche, die Sprunghaftigkeit in der Stimmung, die nicht voraussagbaren Ausbrüche, die selbstzerstörerischen Handlungen und die unbeständige Kommunikation bringen alle Betroffene durcheinander.

SET-System

Ich möchte nun an dieser Stelle das SET-System darstellen. Das SET-System ist eine Methode der Kommunikation mit der Borderline-Persönlichkeit. Mit dieser Methode können Menschen, die mit einer Borderline-Persönlichkeit regelmäßig Kontakt haben, Krisensituationen besser bewältigen und einen größeren Konflikt vermeiden.
Es kann Borderline-Patienten sogar davon überzeugen, eine Therapie zu machen.
Das SET-System wurde von den Mitarbeitern der comprehensive Treatment Unit am Saint John´s Mercy Medical Center in St. Louis entwickelt.
SET–Reaktionen können dazu dienen, zugrundeliegende Ängste anzusprechen, den „Borderline-Großbrand" zu löschen und das „Durchschmelzen" in einen größeren Konflikt zu verhindern.
„SET" – Support (Unterstützung) Empathy (Mitgefühl) Truth (Wahrheit) – ist ein dreiteiliges Kommunikationssystem.

Die „S"-Stufe dieses Systems, die „Unterstützung", ist eine persönliche Stellungnahme, die Sorge ausdrückt. „Ich mache mir wirklich Gedanken um dich" wäre ein Beispiel für eine solche unterstützende Aussage. Die Betonung liegt auf den Gefühlen des Sprechers und ist im Wesentlichen das persönliche Bekenntnis, helfen zu wollen.
Mit dem „E"-Teil (Mitgefühl) versucht man, die chaotischen Gefühle der Borderline-Persönlichkeit anzuerkennen: „Du musst dich wirklich schrecklich fühlen...". Das Mitgefühl sollte neutral ausgedrückt werden und mit möglichst wenig Bezugnahme auf die eigenen Gefühle.
Die „T"-Aussage, die die Wahrheit oder Realität repräsentiert, betont, dass die Borderline-Persönlichkeit zu guter letzt für ihr Leben selbst verantwortlich ist, und dass die Hilfeversuche anderer ihr diese Eigenverantwortung nicht abnehmen können.
Der Wahrheitsteil des „SET"-Systems ist für die Borderline-Persönlichkeit der wichtigste und zugleich schwierigste, da ein großer Teil seiner Welt realistische Konsequenzen ausschließt oder zurückweist. Die Kommunikation mit der Borderline-Persönlichkeit sollte alle drei Botschaften umfassen.
Die SET-Grundsätze können in vielen Bereichen eingesetzt werden, um instabile Situationen aufzulösen. (vgl. Kreisman, Straus, 1992, S. 147-151)

Borderline-Menschen kommen mit ihrer Arbeit besser zurecht als mit Beziehungen.
(Gneist, 1995, S. 45)

Viele Borderline-Persönlichkeiten sind in der Lage, über längere Dauer gute Leistungen zu zeigen, geben aber dann ihre Arbeitsstelle plötzlich auf oder sie sabotieren ihre Position und suchen sich eine neue Stelle. Dies geschieht meistens aufgrund einer Veränderung in der Berufsstruktur oder aufgrund einer drastischen Verschiebung in ihrem Privatleben, aber auch einfach aus reiner Langeweile oder durch das starke Verlangen nach Veränderung.
Die Arbeitswelt kann eine Zufluchtsstätte von dem gesetzlosen Hintergrund der sozialen Beziehungen sein. Aus diesem Grund funktionieren die Betroffenen am besten in einem stark strukturierten Arbeitsumfeld. Die helfenden Berufe – Medizin, Krankenpflege, Klerus, Seelsorge – ziehen ebenfalls viele Borderline-Persönlichkeiten an, die auf diese Weise versuchen, die Macht oder Kontrolle zu erreichen, die ihnen in sozialen Beziehungen fehlt. In diesen Rollen geben die Betroffenen anderen die Fürsorge, nach der sie sich im eigenen Leben sehnen.
Borderline-Persönlichkeiten sind oft sehr intelligent und zeigen eindrucksvolle künstlerische Fähigkeiten. Weil sie leicht Zugang zu starken Emotionen haben, können sie kreativ und erfolgreich sein. (Kreisman/Straus, 1992, S. 31-32.

7. Wie entsteht ein Borderline-Syndrom?

Die Wurzeln des Borderline-Syndroms

Allgemein herrscht die Auffassung vor, dass man manisch-depressiv, neurotisch schizophren oder borderlinekrank „ist“ oder „wird“. Die Schlussfolgerung ist hintergründig, aber unausweichlich – das Opfer muss einen großen Teil der Schuld auf sich nehmen. Diese Auffassung mag für einen Teil der Fälle zutreffen, aber bei vielen stimmt es nicht. Trotzdem hat sie allgemein zu Missverständnis, Feindseligkeit und Unbehagen gegenüber Geisteskranken geführt. (Kreisman/Straus,1989, S. 12)

An dieser Stelle möchte ich die Ursachen ausfindig machen die, für die Entstehung einer Borderline-Persönlichkeitsstörung relevant sind.

Als Ursache einer Borderlinestörung kommen vor allem folgende Faktoren in Frage, wobei bei vielen Patienten auch mehrere Ursachen auslösend sind:

- Entwicklungsstörungen in den ersten drei Lebensjahren (Borderliner lernen nicht, dass eine Person – vor allem die Mutter – „gut“ und „böse“ sein kann, sondern halten diese Züge eines Menschen voneinander getrennt)
- (Sexueller) Missbrauch
- Emotionale Vernachlässigung
- Traumatische Erlebnisse
- Konflikte im Jugendalter (z.B. im Rahmen der Ablösung vom Elternhaus)

Zudem sorgen viele gesellschaftliche Veränderungen dafür, dass sich aus einer leichten Persönlichkeitsstörung eine massive Borderlinestörung entwickeln kann. Insbesondere die Individualisierungstendenz, verbunden mit einem Rückgang der Unterstützung durch die Familie und sozialem Umfeld, sind hier als Beispiele zu nennen.
(vgl. http://www-stud.uni-essen.de/~sg0063/borderline.htm)

Als Ursache der Borderline-Störung kennt man derzeitig eine frühkindlich gestörte Objektbeziehung:
Gerade in den letzten Jahren hat sich viel getan (Mahler, Kernberg). Die Ursache der Störung liegt in der praeoedipalen Phase. Im Wesentlichen ist keine Integration guter und böser (Eltern-)objekt-einheiten erfolgt. Das heißt unter anderem, dass der Borderliner nicht unterscheiden kann, ob das Objekt in ihm oder in der Außenwelt ist, daher auch die intensiven Projektionsmechanismen. Der normale Erwachsene hat als Kind gelernt, dass ein und dasselbe Objekt (primär die Mutter) gut und böse sein können. Der Borderliner hält beide Objekteinheiten strikt voneinander getrennt. Durch die Psychotherapie mit Konfrontation, Stützung und Interpretation kommt es oft zu dramatischen Besserungen.
Neben dieser These gibt es auch neuere Untersuchungen die einen Zusammenhang der Borderlinestörung und sexuellem Missbrauch und Gewalt in der Kindheit und Jugend sieht.
Als Beispiel ist hier Stone (1981) zu nennen der bei 75% der hospitalisierten Borderline-Patienten eine Anamnese von Inzest fand. Bryer et al. (1987) fanden sogar bei 86% der Borderline-Patienten eine Anamnese von sexuellem Missbrauch vor der Adoleszenz (d.h. vor dem Alter von 16 Jahren) im Vergleich zu 21% im gesamten Patientengut.

Ein Merkmal das den sexuellen Missbrauch vor der Adoleszenz belegt, ist, dass ¾ der Borderline- Patienten Frauen sind. Da sexueller Missbrauch zwei- bis dreimal häufiger bei Mädchen vorkommt als bei Jungen, könnte dies eine Erklärung dafür sein.
(vgl. http://kuckuck.solution.de/borderline.html)

Die Faktoren, die zum Borderline-Syndrom beitragen, erstrecken sich oft über Generationen. Die Genealogie der Borderline-Persönlichkeitsstörung steckt oft voller tiefer und langanhaltender Probleme, einschließlich Selbstmord, Inzest, Drogenmissbrauch, Gewalt, Verlusten und Einsamkeit.
Man hat beobachtet, dass Borderline-Patienten oft Mütter mit derselben Störung haben, deren Mütter wiederum unter demselben Syndrom gelitten haben. Diese vererbte Neigung zu dieser Erkrankung führt zu einer Reihe von Fragen: Wie entwickeln sich Borderline-Merkmale? Wie werden sie in Familien weitergegeben? Werden sie überhaupt weitergegeben?
Wenn wir die Wurzeln dieser Krankheit untersuchen, stehen wir wieder vor der traditionellen Frage „Veranlagung oder Erziehung“. Die zwei Haupttheorien über die Ursachen der Borderline-Persönlichkeitsstörung, von denen die eine die (psychologischen) Entwicklungswurzeln betont, die andere die anlagebedingten (biologischen und genetischen) Ursprünge, spiegeln dieses Dilemma wider.
Eine dritte theoretische Kategorie ist ebenfalls von Bedeutung. Sie konzentriert sich auf die größeren Umwelt- und soziokulturellen Faktoren, beispielsweise unsere schnelllebige, bruchstückhafte Gesellschaftsstruktur, die Zerstörung der Kleinfamilie, hohe Scheidungsraten, eine größere Bereitschaft, sich tagsüber auf Kinderkrippen und Kindertagesstätten zu verlassen, größere geographische Mobilität und die sich verändernde Rolle der Frau.
Die vorhandenen Beweise weisen auf keine bestimmte Ursache oder Art der Ursache der Erkrankung hin. Es ist eher eine Kombination aus neurobiologischen und sozialen Faktoren und aus Faktoren in der frühkindlichen Entwicklung, die für die Krankheit verantwortlich sind.
(vgl. Kreisman, Straus, 1992, S. 77-78)

Normalerweise taucht das wahre Selbst mit seinen Fähigkeiten auf und gestattet es dem Kind, zum autonomen Erwachsenen zu werden, der zu Selbstaktivierung und Selbstäußerung imstande ist, der gewisse Forderungen an das Leben stellt und auch angesichts von Herausforderung und Enttäuschungen kreativ und selbstsicher zu leben weiß. Wenn ein Kind dagegen im Verlauf der ersten drei Lebensjahre die Verlassenheitsdepression kennen lernt, dann macht das wahre Selbst gewissermaßen dicht, um zu verhindern, dass sich das Gefühl des Verlassenseins noch steigert. Dieses Dichtmachen bringt die psychische Entwicklung zum Stilltand und verursacht Beschädigungen unterschiedlichen Ausmaßes in allen Fähigkeiten des Selbst. Das Kind lässt sich auf eine Reihe von Maßnahmen ein, die es vor dem Gefühl des Deprimiertseins schützen sollen, und dies auf Kosten seiner Entwicklung und Anpassung: Es vermeidet Aktivitäten, die dem Auftauchen des wahren Selbst förderlich wären, und bewirkt damit die Beeinträchtigung aller potentiellen Fähigkeiten des Selbst. Durch dieses Abwehrstreben tritt überdies auch ein Stillstand der Ichentwicklung ein, so dass von nun an auch das Ich auf einer primitiven Ebene funktioniert.
(vgl. Masterson, 1993, S. 99)

Die Entwicklungstheorien über die Ursache der Borderline-Erkrankung konzentrieren sich besonders auf die empfindlichen Interaktionen zwischen Kind und Bezugspersonen während der ersten Lebensjahre. Das Alter von achtzehn bis dreißig Monate, wenn das Kind um seine Selbständigkeit kämpft, ist besonders bedeutsam. Manche Eltern widersetzen sich den Versuchen des Kindes, sich zu lösen, sehr stark und bestehen stattdessen auf eine kontrollierte, ausschließliche, oft erstickende Symbiose. Das andere Extrem sind Eltern, die sich über längere Zeiträume nur selten um das Kind kümmern (oder überhaupt nicht da sind), so dass den Gefühlen des Kindes und seinen Erfahrungen nicht genug Aufmerksamkeit gewidmet wird und diese nicht geachtet werden.

Beide Extreme elterlichen Verhaltens können dazu führen, dass das Kind kein positives, stabiles Ichgefühl entwickelt, so dass ein ständiges, intensives Bedürfnis nach Bindung und die chronische Angst, verlassen zu werden, entsteht. In vielen Fällen handelt es sich bei der gestörten Eltern-Kind-Beziehung um eine ernstere Form: Es kommt zu frühem elterlichem Verlust oder verlängerter, traumatischer Trennung.

Für den familiären Hintergrund der Borderline-Persönlichkeit sind Inzest, Gewalt und/oder Alkoholismus bezeichnend.

Die Objektbeziehungstheorie, ein Modell der kindlichen Entwicklung, betont die Bedeutung der Interaktionen des Kindes mit seiner Umgebung im Gegensatz zu inneren psychischen Instinkten und biologischen Trieben, die mit den Empfindungen von außen nicht in Beziehung stehen. Dieser Theorie zufolge entscheiden die Beziehungen des Kindes zu „Objekten" (Menschen und Dingen) in seiner Umgebung seine spätere Funktion.

Das primäre Objektbeziehungsmodell für die frühen Phasen der kindlichen Entwicklung wurde von Margaret Mahler und ihren Mitarbeitern entwickelt. Sie behaupten, dass die ersten beiden Lebensmonate des Kindes durch eine Vergesslichkeit gegenüber allem außer sich selbst charakterisiert sei (autistische Phase). Während der nächsten vier bis fünf Monate, die als symbiotische Phase bezeichnet wird, beginnt das Kind, andere in seiner Umgebung zu erkennen, aber nicht als getrennte Wesen, sondern Erweiterung seiner selbst. In der darauf folgenden Phase der Ablösung und Individuation, die sich vom zweiten bis zum dritten Lebensjahr erstreckt, beginnt das Kind, sich von seiner primären Bezugsperson abzulösen und zu befreien. Es entsteht ein separates Ichgefühl. Für Mahler und andere ist die Fähigkeit des Kindes, diese Entwicklungsphase erfolgreich zu durchlaufen, von größter Bedeutung für die spätere geistige Gesundheit.

Während der gesamten Phase von Ablösung und Individuation beginnt das sich entwickelnde Kind, Grenzen zwischen sich selbst und anderen aufzuzeichnen.

Ein Faktor, der das ganze in dieser Zeit noch weiter kompliziert, ist die Tatsache, dass das sich entwickelnde Kind jeden Menschen in seiner Umgebung als zwei separate Wesen wahrnimmt. Die Mutter wird beispielsweise als „gut" empfunden, wenn sie Trost spendet und Sensibilität zeigt. Wenn sie dagegen nicht erreichbar oder nicht in der Lage ist Trost und Beruhigung zu gewähren, wird sie als separate, „schlechte" Mutter wahrgenommen. In der weiteren Entwicklung des Kindes wird diese normale Spaltung" durch eine gesündere Integration der guten und schlechten Eigenschaften der Mutter ersetzt.

Mahler unterteilt die Phase der Ablösung und Individuation in vier sich überlappende Subphasen.
Die Differenzierungsphase (5-8 Monate)
In dieser Entwicklungsphase wird sich das Kind einer Welt bewusst, die getrennt von seiner Mutter besteht.
Die Übungsphase (8-16 Monate)
Die Übungsphase ist gekennzeichnet durch die zunehmende Fähigkeit des Kindes, sich von seiner Mutter fortzubewegen, erst durch das Krabbeln und dann durch das Laufen. Diese kurzen Trennungen sind durch häufige Wiedervereinigungen gekennzeichnet, das Kind „meldet" sich, um „wieder aufzutanken". Dieses Verhalten zeigt die Ambivalenz des Kindes gegenüber seiner sich entwickelnden Autonomie.
Die Phase der Wiederannäherung (16-25 Monate)
In dieser Phase taucht in der sich erweiternden Welt des Kindes die Erkenntnis auf, dass es eine Identität besitzt, die getrennt von den Menschen in seiner Umwelt besteht. Wiedervereinigung mit der Mutter und das Bedürfnis nach ihrer Zustimmung führen zu der sich vertiefenden Erkenntnis, dass sie und andere getrennte, reale Wesen sind. Gerade in diese Phase der Wiederannäherung stehen Mutter und Kind Konflikten gegenüber, die darüber entscheiden, ob das Kind in der Zukunft ein Opfer des Borderline-Syndroms wird.

Die Rolle der Mutter in dieser Zeit besteht darin, das Kind zu Experimenten mit seiner Individuation zu ermutigen, aber gleichzeitig ein konstantes, unterstützendes Reservoir zum Wiederauftanken zu bieten. Nach vielen Trennungen und Wiedervereinigungen entwickelt das Kind ein andauerndes Ichgefühl, Liebe und Vertrauen zu den Eltern und eine gesunde Ambivalenz anderen gegenüber.
Die Mutter eines Kindes, das später unter einer Borderline-Persönlichkeitsstörung leiden wird, reagiert auf ihr Kind in anderer Weise – sie stößt das Kind entweder vorzeitig von sich und hält es von der Wiedervereinigung ab (vielleicht weil sie selbst Angst vor Nähe hat) oder besteht auf eine klammernde Symbiose (vielleicht weil sie selbst Angst hat, verlassen zu werden, und Intimität braucht). In beiden Fällen wird das Kind durch starke Ängste vor Verlassenwerden und/oder Verschlungenwerden belastet, die ihm durch die eigenen Ängste der Mutter vorgespiegelt werden.
In einem solchen Fall wächst das Kind nie zu einem emotional getrennten Wesen heran. Später spiegelt die Unfähigkeit der Borderline- Persönlichkeit, in persönlichen Beziehungen Intimität zu erlangen, diese Stufe der kindlichen Entwicklung wider.
Wenn eine erwachsene Borderline-Persönlichkeit mit Nähe konfrontiert wird, können die vernichtenden Gefühle des Verlassenwerdens aus der Kindheit, die den vergeblichen Versuchen, Intimität zu erfahren, immer folgten, wiedererstehen oder das Gefühl, durch das ständige Erdrücken der Mutter erstickt zu werden.

Die Phase der Objektkonstanz (25-36 Monate)
Angenommen die vorangegangenen Entwicklungsphasen wurden befriedigend abgeschlossen, so erlebt das Kind gegen Ende des zweiten Lebensjahres die Phase der Objektkonstanz, in der es erkennt, dass das Fehlen der Mutter (und anderer wichtiger Bezugspersonen) nicht automatisch deren Vernichtung bedeutet. Das Kind lernt, Ambivalenz und Frustration zu ertragen. Es erkennt, dass der mütterliche Zorn nur vorübergehender Natur ist. Es beginnt, das Konzept der bedingungslosen Liebe und Annahme zu verstehen, und entwickelt die Fähigkeit, zu teilen und Mitleid zu haben.

Den Entwicklungstheorien zufolge ist die Borderline-Persönlichkeit nie in der Lage, diese Phase der Objektkonstanz zu erreichen. Stattdessen ist der Betroffene in einer früheren Entwicklungsphase stehen geblieben, in der die Spaltung und andere Abwehrmechanismen vorherrschen.
(vgl. Kreiman, Straus, 1992, S. 79-85)

Die Frage, welche spezifischen pathogenen Bedingungen in der Kindheit zu einer Borderline-Entwicklung führen, hat bis jetzt noch keine eindeutige Antwort gefunden. Eine Reihe von Autoren bezweifelt sogar, dass es eine solche spezifische Genese des Borderline-Syndroms überhaupt gebe (Eisenstein, Frank, Modell, Zetzel).
Meist wird jedoch stillschweigend oder explizit vorausgesetzt, dass das Borderline-Syndrom aus einer frühen und tief greifenden Störung der Mutter-Kind-Beziehung resultiere, die sich niemals zu einer unerlässlichen tragend-symbiotischen Form ausgestaltet habe, die das Fundament der Ich-Entwicklung, insbesondere der Differenzierung von Selbst und Objekten darstellt und einem Kind „Urvertrauen" vermittelt. Dem Säugling habe es in den ersten Lebensmonaten an der notwendigen stützenden Umgebung gefehlt; die Pflegeleistungen der Mutter seien nicht in Übereinstimmung mit den Bedürfnissen des Kindes gewesen, oder aber das Kind war nicht in der Lage, die Fürsorge der Mutter für sich emotional zu nutzen. Aufgrund mangelnder Empathie von Seiten der Mutter habe das Kind jene Strukturen nicht entwickeln können, die ein Individuum in die Lage versetzen, schmerzliche Realitäten, insbesondere auch die Tatsache des Getrenntseins, zu akzeptieren. Kahn meint, dass das Versagen der Mutter als „Reizschutz" beim Kind zu einem kumulativen Trauma geführt habe.

Die Folge davon sei, dass das Kind während der Loslösung und Individuation nicht auf ein gutes internalisiertes Mutterbild zurückgreifen könne, sondern anstelle dieses guten und schützenden mütterlichen Introjektes in sich lediglich ein Muster von schlechten Erfahrungen vorfinde.
Ähnlich betont Green, dass dem Borderline-Patienten ausreichende Erinnerungsspuren, auf denen er Sicherheits- und Identitätsgefühl aufbauen und auf die er in der Regression zurückgreifen könnte.
Nach der Meinung von Giovacchini liegt das Trauma des Borderline-Patienten „lange vor der Differenzierung von Selbst und Objekten": Die Mutter könne das Kind nicht befriedigen, weil sie sich ganz generell durch die Pflegeaufgabe überfordert fühle und an Minderwertigkeitsgefühlen leide, die mit einem amorphen Selbstbild verbunden sind.
Masterson sieht ähnlich wie Odier das ausschlaggebende genetische Trauma des Borderline-Patienten in frühen Trennungserfahrungen, die für das Kind den Charakter unmittelbarer Todesgefahr hatten. Als Folge dieser Erlebnisse klammere sich das Kind an die Mutter und verzichte auf Verselbständigung, um seine „Sicherheit" nicht erneut zu riskieren. Die Mutter ihrerseits reagiere mit „Ridding behavior" auf die Verselbständigungsversuche des Kindes: „Borderline-Mütter" dürfen ihr Kind nicht loslassen, sondern müssen es aus Abwehrgründen festhalten. Die Loslösungsversuche des Kindes stellen für diese Mütter eine Bedrohung dar, auf die sie mit abruptem libinösem Rückzug reagierten, regelmäßig in Wiederholung ihrer Kindheitserfahrungen mit ihren eigenen Eltern.
Von anderen Autoren wird die Mutter weniger als klammerndschwach charakterisiert, sondern eher als „eindringend" oder „beherrschend" präsent. Angesicht der eindringenden Mutter müsse das Kind seine eigenen Motivationen weitgehend

aufgeben. Es passe sich an, indem es seine eigenen Bedürfnisse nicht mehr zum Ausdruck bringe.
In ähnlicher Weise beschreiben Laing und Winnicott die Entstehung des „falschen Selbst“ und seine Dissiziation vom eigentlichen, vom „wahren Selbst“. Chessik faßt die in der Literatur vielfach versuchte Charakterisierung der Mütter von Borderline-Patienten folgendermaßen zusammen: „Die Mütter von Borderline-Patienten wurden als intelligent und überfütternd beschrieben, und als Mütter, die ihre Ängste und die emotionale Verarmung ihrer Persönlichkeit hinter einer pseudo-gebenden Haltung erfolgreich verbergen konnten. Diese Haltung verbindet sich mit einer strengen und fast grausamen, oft nicht verbalisierten Forderung, dass das Kind gemäß ihren Erwartungen heranwachsen solle“. Es sei diese Kombination von Überfütterung und pseudo-gegebener Haltung mit dem verborgenen Schwall von Forderungen, der im Kind jenes innerliche Chaos erzeuge, das später als Borderline-Syndrom in Erscheinung trete.
Hieraus ergibt sich bereits, dass die Borderline-Störung genetisch nicht mit einem spezifischen traumatischen Ereignis zugeordnet werden kann, sondern ein prozesshaftes Geschehen umfasst, in welchem sich vor allem die Entfaltung der Autonomiebestrebungen des Kindes in besonderer Weise konflikthaft gestaltet. Dieser Konflikt kommt nach der symbiotischen Phase zum Tragen, spielt sich also im zweiten und dritten Lebensjahr des Kindes ab. In diesem Zeitraum der Entwicklung, der auch als "„Phase der Loslösung und Individuation"“beschrieben worden ist, ist das Ich des Kindes bereits stark genug, die ursprünglichen archaischen Spaltungsmechanismen aktiv zur Bewältigung traumatisierender Erfahrungen einzusetzen, insbesondere auch gegen die Gefahr eines erneuten Verlustes bereits gewonnener Individualität durch ein Zurückfallen auf das symbiotische Entwicklungsstadium und die damit verbundene Wiederauflösung der gerade gebildeten Ich-Strukturen.
(vgl. Rohde-Dachser, 1983, S. 154-156)

Searles ist der Meinung, dass es nicht so sehr Angst, Hass und wechselseitige Ablehnung sind, die die Beziehung des Borderline-Patienten zu seiner Mutter in ihren tiefsten Wurzeln prägen; vielmehr sei die Liebe zur Mutter bei diesen Patienten das intensivste und zugleich am tiefsten verdrängte Gefühl. Die Angst vor dieser Liebe stellt für Searles den hauptauslösenden Faktor der psychischen Erkrankung dar, eine Angst, die sich in ihrer Entstehung und ihrer Qualität von der Verschmelzung in vieler Hinsicht unterscheidet. (vgl. Rohde-Dachser, 1983, S. 163)

Einige Psychiater sind der Meinung, dass biologische und genetische Faktoren bei der Entwicklung der Borderline-Persönlichkeit eine entscheidende Rolle spielen. Diese Ansicht wird durch die Tatsache unterstützt, dass der einzelne auf eine kümmerliche Kindererziehung sehr unterschiedliche Reaktionen zeigt. Selbst Fachleute, die die Bedeutung der Entwicklungseinflüsse akzeptieren, sind der Meinung, dass wahrscheinlich auch die biologische Veranlagung eine Rolle spielt.
(vgl. Kreisman, Straus, 1992, S. 89)

An dieser Stelle möchte ich der Frage auf den Grund gehen, warum bei Frauen hauptsächlich die Diagnose Borderline-Persönlichkeitsstörung gestellt wird und gleichzeitig werde ich die gesellschaftlichen Faktoren einbringen, die für die Entwicklung des Borderline-Syndroms verantwortlich sein könnten.

Neuere Schätzungen deuten darauf hin, dass weibliche Borderline-Patienten die Männer bei der ambulanten Behandlung im Verhältnis zwei zu eins zahlenmäßig übertreffen und bei Patienten in stationärer Behandlung möglicherweise sogar im Verhältnis vier zu eins.
Warum scheinen Frauen so viel leichter Opfer von Borderline-Persönlichkeitsstörung zu werden?
Einige Forscher sind der Meinung, dass die anlagebedingten Faktoren, die Frauen für affektive Störungen empfindlicher machen, für ihre Anfälligkeit gegenüber Borderline-Persönlichkeitsstörung verantwortlich sind. Da einige Ärzte glauben, dass die Borderline-Persönlichkeitsstörung eng mit den affektiven Störungen verbunden sind und diese bei Frauen häufiger anzutreffen sind, können sie deshalb bei Frauen häufiger beobachtet werden. Eine weitere Theorie besagt, dass die Trennungs- und Individuationsphase zwischen Mutter und Kind für Mädchen schwieriger ist, so dass im späteren Leben größere Identitätsprobleme auftreten. Viele Theoretiker weisen auf das sich verändernde Rollenverlhalten der Frau hin.
Für Borderline-Patienten ist es typisch, dass sie ungeheure Probleme haben, für sich selbst eine Struktur zu schaffen. Durch die Rolle der Frau, die sich weiter verändert (Karriere kontra Haushalt beispielsweise), werden Identitätsprobleme noch verstärkt.
Obwohl die Statistiken ziemlich eindeutig sind, streiten einige Kritiker ihre Verlässlichkeit ab. Sie weisen darauf hin, dass Frauen eher geneigt sind, eine Therapie zu machen als Männer und daher eher als Borderline-Persönlichkeit diagnostiziert werden. Andere Kritiker haben das Gefühl, dass bei den Borderline-Diagnosen die Befangenheit der Ärzte eine Rolle Spielt: Psychotherapeuten halten Identitätsprobleme bei Männern für „normaler". Aus diesem Grund werden Borderline-Persönlichkeitsstörungen unter Männern möglicherweise nicht so häufig diagnostiziert.
Wieder andere Forscher glauben, dass genauso viele Männer wie Frauen die Borderline-Kriterien erfüllen. Während aber Frauen eher zu Depressionen neigen, einen Selbstmordversuch unternehmen oder ärztliche Hilfe suchen, tendieren Männer eher zu gewalttätigen Handlungen. Bei Frauen führt die Tatsache, dass sie Emotionen nicht regulieren können, zu verinnerlichter, gegen das eigene Ich gerichteter Gewalt.
Bei Männern führt dasselbe Problem zu Aggressivität und antisozialem Verhalten. Schließlich werden die Männer als Soziopathen eingestuft und geraten in die Mühle der Justiz, wo sie möglicherweise der richtigen Diagnose für immer entgehen.
(vgl. Kreisman, Straus, 1992, S. 32-33)

Was es heißt Mann oder Frau zu sein, ist in der modernen westlichen Gesellschaft viel zweideutiger geworden. Die sozialen, wirtschaftlichen und politischen Strukturen sind weniger festgelegt. Die Familieneinheit und die kulturellen Rollen sind weniger einheitlich definiert, und das Konzept des „Traditionellen" ist unklar.
Obwohl soziale Faktoren nicht unbedingt direkte Ursachen der Borderline-Persönlichkeitsstörung sind, gibt es zumindest wichtige indirekte Einflüsse.
Die Rollenmuster, die sich während der letzten fünfundzwanzig Jahre so stark verändert haben, sind von zentraler Bedeutung dafür, warum Borderline-Persönlichkeitsstörungen besonders unter Frauen vorherrschen. Die neuesten Untersuchungen haben ergeben, dass etwa zwei Drittel der Patienten Frauen sind. In der Vergangenheit hatte eine Frau im Wesentlichen eine Lebensaufgabe: zu heiraten, Kinder zu bekommen, zu Hause zu bleiben, um diese Kinder zu erziehen, und jeglichen Ehrgeiz, selbst berufstätig zu sein, zu unterdrücken. Heute steht eine junge Frau im Gegensatz dazu vor einer verwirrenden Ansammlung von

Rollenmodellen und Erwartungen – angefangen bei der allein stehenden Karrierefrau, hin zu der verheirateten Karrierefrau bis hin zur traditionellen, erziehenden Mutter, der „Supermutter", die versucht, Ehe, Karriere und Kinder erfolgreich unter einen Hut zu bringen.
Obwohl die Frauen erfolgreich gekämpft haben, um so größer soziale und berufliche Möglichkeiten zu erreichen, mussten sie einen hohen Preis zahlen: quälende Lebensentscheidungen im Bereich Karriere, Familie und Kinder, Belastungen der Beziehungen zu Mann und Kindern, der Stress, der aus diesen Entscheidungen resultiert, und Verwirrung über das eigene Leben und die Lebensziele. Aus dieser Perspektive ist es verständlich, dass Frauen Borderline-Persönlichkeitsstörungen gegenüber anfälliger sind, denn bei dieser Störung sind Identitäts- und Rollenverwirrung zentrale Bestandteile.

Soziale Faktoren haben auf vielfältige Weise mit der Borderline-Erkrankung zu tun und können nicht übersehen werden.
Erstens: Wenn die Borderline-Pathologie ihren Ursprung in der Kindheit hat – und ein Großteil der Beweise deutet in diese Richtung – ist, eine Zunahme der Krankheit wahrscheinlich an sich verändernde soziale Muster der Familienstruktur und der Wechselbeziehung zwischen Eltern und Kind gebunden. Im Hinblick darauf lohnt es sich, soziale Veränderungen im Bereich der Kindererziehung, der Stabilität des häuslichen Lebens und bei Kindesmissbrauch und –vernachlässigung zu untersuchen.
Zweitens: Soziale Veränderungen allgemeiner Natur haben eine verschlimmernde Wirkung bei Menschen, die bereits unter dem Borderline-Syndrom leiden. Die fehlende Struktur in der Gesellschaft heute ist für Borderline-Patienten schwer zu handhaben. Für sie ist es typisch, dass sie ungeheure Probleme haben, für sich selbst eine Struktur zu schaffen. Durch die Rolle der Frau, die sich weiter verändert, werden Identitätsprobleme noch verstärkt.
Tatsächlich führen einige Wissenschaftler das gehäufte Auftreten von Borderline-Persönlichkeitsstörungen unter Frauen auf diesen sozialen Rollenkonflikt zurück, der heute in unserer Gesellschaft so weitverbreitet ist. Die Schwere der Erkrankung in diesen Fällen wiederum kann durch die Eltern-Kind-Interaktion auf zukünftige Generationen übertragen werden, so dass die Wirkungen sich mit der Zeit vervielfachen.
Drittens: Die Zunahme von Charakterstörungen im allgemeinen und der Borderline-Persönlichkeit im besonderen kann als natürliche und unausweichliche Reaktion auf unsere zeitgenössische Kultur verstanden werden oder als ein Ausdruck dieser Kultur.
Die Überflutung mit technischem Fortschritt und Information macht erforderlich, daß der einzelne sich stärker dem Einzelstudium verpflichtet und praktische Aufgaben allein angeht, so dass Gelegenheiten für die Sozialisation verringert werden. Steigende Scheidungsraten, die immer häufigere Unterbringung von Kindern in Krippen und Tagesstätten und größere Mobilität haben alle zu einer Gesellschaft beigetragen, der es an Beständigkeit und Verlässlichkeit fehlt. Persönliche, intime Beziehungen werden schwer oder gar nicht mehr eingegangen, und tiefsitzende Einsamkeit, Egozentrik, Leere, Angst, Depressionen und der Verlust der Selbstachtung sind die Folge.
Das Borderline-Syndrom stellt eine pathologische Reaktion auf diese Belastung dar. Ohne äußere Quellen von Stabilität und der Bestätigung des Selbstwerts werden Borderline-Symptome wie Schwarzweißdenken, Selbstzerstörung, extreme Stimmungsschwankungen, Impulsivität, schlechte Beziehungen, ein beeinträchtigtes

Identitätsgefühl und Zorn verständliche Reaktionen auf die Spannung innerhalb unserer Kultur. Borderline-Merkmale, die ingewissen Ausmaß alle Menschen aufweisen können, werden durch die vorherrschenden sozialen Bedingungen in großem Umfang hervorgerufen, ja vielleicht sogar verursacht.

Jede Kultur braucht wahrscheinlich ihren Sündenbock als Ausdruck der Übel einer Gesellschaft. So wie der Hysteriker zu Freuds Zeiten für die sexuelle Repression jener Zeit als Beispiel diente, repräsentiert die Borderline-Persönlichkeit, deren Identität in viele Teile gespalten ist, das Zerbrechen stabiler Einheiten in unserer Gesellschaft (Sass).
(vgl. Kreisman/Straus, 1992, S. 98-100)

8. Die Therapie

Eine Borderlinestörung kann kaum direkt durch Medikamente behandelt werden. Sinnvoll ist aber, je nach Intensität der Symptome, gegebenenfalls die Gabe von Lithiumpräparaten (zur Dämpfung der Stimmungsschwankungen), von Antidepressiva (zur Linderung der Depressionen) und/oder von gering dosierten Neuroleptika (um psychotische Symptome aufzufangen).
Aus dem Spektrum der psychotherapeutischen Methoden kommen vor allem Verhaltens-, Sozial- und Gruppentherapien zum Einsatz. Ziel dieser Therapien ist ein schrittweise Erlernen von angemessenem Sozialverhalten als Ersatz für gestörtes Verhalten. Wichtig ist dabei die Konstanz hinsichtlich Bezugspersonen und vorsichtige restrukturierende Maßnahmen im sozialen Umfeld.
Bei der Kommunikation mit Borderlinepatienten hat sich sowohl für Therapeuten als auch für Bezugspersonen aus dem sozialen Umfeld die so genannte SET-Kommunikation als hilfreich erwiesen. Danach sollen Kommunikationsprozesse mit Borderlinepersönlichkeiten durch die Botschaften Support (Unterstützung), Empathy (Mitgefühl) und Truth (Wahrheit) geprägt sein.
(vgl. http://www-stud.uni-essen.de/~sg0063/borderline/borderline.htm)

Leider spricht die Borderline-Persönlichkeitsstörung als solche kaum auf Medikamente an. Behandelt wird zunächst mal auf psychotherapeutischer Basis. Dazu gehören Lithium-Präparate, um die extremen Stimmungsausbrüche (positiv wie negativ) zu dämpfen, Antidepressiva, um die häufig begleitenden Depressionen zu lindern, und niedrig dosierte Neuroleptika, wenn die psychotischen Symptome zu stark werden.
Von psychotherapeutischer Seite aus wird die Bordeline-Störung mit Sozial- und Gruppentherapien behandelt, die speziell auf einem schrittweisen Lernen vom gestörten Sozialverhalten hin zu „angemessenerem" Verhalten konzipiert ist. Sehr wichtig sind permantente Bezugspersonen und eine vorsichtige Restrukturierung im Rahmen des sozialen Umfelds. Die wichtigsten Botschaften dieser Therapien, die der/die Borderline-Gestörte permanent empfangen und erfahren sollte, sind: Mitgefühl, Unterstützung und Wahrheit. Diese drei Grundpfeiler der Kommunikation bei Borderline-Störungen gelten auch für Angehörige und Partner des Betroffenen.
(vgl. http://kuckuck.solution.de/borderline.html)

Bei schwergestörten Borderline-Patienten ist die stationäre Langzeitpsychotherapie (Dauer ungefähr ein Jahr) oft die „einzige realistische Entwicklungschance" (Lohmer 1988).
In einer umfangreichen Studie belegte Kernberg (1972) die Überlegenheit der stationären Langzeitpsychotherapie gegenüber der ambulanten Psychotherapie bei Borderline-Patienten:
Es wurden deutlich bessere Ergebnisse bezogen auf Symptomverlust, strukturelle Veränderungen und Realitätsbewegung im Alltag erzielt als bei einer Vergleichsgruppe, die durch eine ambulante Psychotherapie behandelt wurde.
Ziel der stationären Psychotherapie ist es, den Patienten auf eine ambulante Nachsorge-Therapie vorzubereiten. Das heißt, der Patient muss soweit sein Funktionsniveau verbessern, dass er in der Lage ist, ein tragfähiges Arbeitsbündnis mit einem ambulant behandelnden Therapeuten einzugehen. „Hier liegt die eigentliche Chance der stationären Psychotherapie und auch ihre genuine Indikation" (Hoffmann, 1982).
(vgl. Stauss, 1993, S. 103

Überblickt man die immer mehr anwachsende Literatur zum Thema der Therapie von Borderline-Patienten, so lassen sich vier Grundrichtungen unterscheiden:

a) Die erste Richtung, die von Schmidberg repräsentiert wird, empfiehlt für Borderline-Patienten eine vorrangig „stützende" und vor allem an rehabilitativen Gesichtspunkten orientierte Psychotherapie. Unter dieser Zielsetzung werden massive direktive und pädagogische Maßnahmen vorgeschlagen, mit starkem Akzent auf Realitätsprüfung und äußerer Anpassung des Patienten.
b) Einige wenige Autoren, darunter Boyer und Giovacchini, halten das unmodifizierte psychoanalytische Standardverfahren auch bei Borderline-Patienten für das therapeutische Mittel der Wahl.
c) Eine dritte Gruppe von Autoren empfiehlt eine aufdeckend orientierte Psychotherapie mit besonderer Betonung auf der „korrektiven emotionalen Neuerfahrung". Dem Patienten müsse eine bessere mütterliche Umgebung nicht nur symbolisch, sondern durch aktive Maßnahmen des Analytikers zur Verfügung gestellt werden, damit er sein spezifisches Kindheitstrauma bewältigen und in der Analyse sich neu orientieren könne.
d) Die vierte Richtung schließlich, die sich immer mehr durchsetzt, hält bei Borderline-Patienten, eine psychoanalytischorientierte Psychotherapie für indiziert, in welcher das psychoanalytische Standardverfahren entsprechend den besonderen Bedürfnissen dieser Patienten durch die Einbeziehung von „Parametern" modifiziert wird.

(vgl. Rohde-Dachser, 1983, S. 172)

Kein Name ist so eng verknüpft mit der Borderline-Thematik wie derjenige von Otto F. Kernberg. Er hat eigentlich die „Borderline-Persönlichkeit" „entdeckt", und seine Konzeption von Ich-Psychologie und Objektbeziehungen hat wesentlich dazu beigetragen, dass wir heute diese schwierigen Patienten nicht nur besser verstehen, sondern auch erfolgreicher behandeln können. Deshalb möchte ich das Modell der psychodynamischen Therapie mit Borderline-Patienten von Kernberg als Behandlungsmöglichkeit aufzeigen.

Allgemeine Behandlungsziele der psychodynamischen Therapie

Die expressive Psychotherapie soll die Fähigkeit des Patienten steigern, sich selbst und andere als kohärente, integrierte und realistisch wahrgenommene Individuen zu erleben. Der Patient soll lernen, seine Impulse zu kontrollieren, Angst zu tolerieren, Affekte zu regulieren, Triebwünsche zu sublimieren und Intimität und Liebe zu erleben.

Behandlungsmethode.

Die allgemeine Theorie psychotherapeutischer Techniken konzentriert sich auf die Aktivierung primitiver internalisierter Objektbeziehungen, die in der Übertragung als sichtbar chaotische Affektzustände erkennbar sind. Die Übertragungen reflektieren internalisierte Objektbeziehungen, jedoch nicht notwendigerweise die tatsächlichen Objektbeziehungen aus der Vergangenheit des Patienten, sondern eine Verknüpfung realistischer und phantasierter, häufig stark verzerrter Internalisierungen solcher vergangenen Objektbeziehungen und der Abwehr gegen sie. Die Hauptaufgabe in der Psychotherapie von Borderline-Patienten besteht darin, die unbewussten Übertragungsbedeutung im „Hier und Jetzt" mit Hilfe von Deutungen vollständig bewusst zu machen. Dadurch sollen abgespaltene oder Teil-Objektbeziehungen in integrierte oder ganze Objektbeziehungen überführt werden.

Die Deutung stellt das grundlegende technische Instrument der expressiven Psychotherapie mit Borderline-Patienten dar. Deutungen sind verbale Formulierungen von Hypothesen hinsichtlich angenommener Zusammenhänge zwischen bewussten und vorbewussten Verhaltensweisen und ihrer unbewussten Determinanten. Diese Hypothesen müssen durch das Material des Patienten bestätigt oder entkräftet werden.
Klärung, Konfrontation und Interpretation stellen die drei aufeinander folgenden Bestandteile einer vollständigen Deutung dar.

- Klärung: Klärung stellt die erste kognitive Stufe im Deutungsprozess dar. Sie versucht, die wesentlichen Inhalte zu erklären und herauszufinden, in welchem Ausmaß der Patient das Material versteht. Der Therapeut wählt einen Aspekt der verbalen Äußerung des Patienten oder seines nonverbalen Verhaltens, richtet die Aufmerksamkeit des Patienten darauf und ermutigt ihn, darüber nachzudenken.

- Konfrontation: Ihr Ziel besteht darin, dem Patienten etwas von den latent vorhandenen konflikthaften und unvereinbaren Aspekten des Materials bewusst zu machen. Dabei wird die Aufmerksamkeit des Patienten auf Einzelheiten gerichtet, die bisher außerhalb seines Bewusstseins waren oder ihm als völlig normal erschienen.

- Die eigentliche Deutung: In der Deutung werden die aus Klärung und Konfrontation stammenden Informationen verwendet und integriert. Ziel der Deutung ist es, die Konflikthaftigkeit des Materials aufzulösen.

Die Übertragungsanalyse:
Unter Übertragung versteht man das Erleben des Patienten von Affekten, Wahrnehmungen, Einstellungen und Phantasien in der therapeutischen Interaktion. Sie sind in der Vergangenheit des Patienten entstanden und werden unbewusst auf den Therapeuten verschoben.

- Allgemeine Techniken der Übertragungsanalyse: Die langfristige Strategie des Therapeuten besteht in dem Versuch, jede primitive Übertragung oder Teil-Objektbeziehung zu erkennen. Bevor der Therapeut die Übertragung deutet, ist es wichtig, mit dem Patienten gemeinsame Realitätsgrenzen zu etablieren. Der Therapeut sollte zunächst den Realitätsgehalt der Situation klären und dann die unrealistischen Aspekte darin interpretieren.

Die Gegenübertragung
Gegenübertragung bezieht sich auf alle emotionalen Reaktionen des Therapeuten auf den Patienten. In den meisten Fällen entsteht die Gegenübertragung aus den intensiven Übertragungen der Patienten. Da Borderline-Patienten Abwehrmechanismen benutzen, die sehr geeignet sind, starke emotionale Zustände im Therapeuten hervorzurufen, entwickeln sich Gegenübertragungsreaktionen rapide, mit großer Unmittelbarkeit und Intensität. Der Therapeut, der mit Borderline-Patienten arbeitet, muss lernen, seine Übertragungsreaktionen zu identifizieren, damit umzugehen und sich auf sie als entscheidende Informationsquellen für das Verständnis der Patienten zu verlassen.
Die Festsetzung und Aufrechterhaltung einer stabilen Behandlungsstruktur stellt eine Voraussetzung für den Schutz der dauerhaften Objektivität des Therapeuten dar. Es ist besonders wichtig, einen Behandlungsrahmen festzusetzen, innerhalb dessen der Patient und der Therapeut ihre Arbeit durchführen können.

Dieser Rahmen umfasst den Ort, die Häufigkeit und die Länge der Sitzungen; der Patient und der Therapeut sollten zu einer Übereinstimmung kommen, welche wesentlichen Punkte im Leben des Patienten erforscht und verändert werden sollen. (vgl. Kernberg, 1993, S. 17-30)

Wenn Borderline-Menschen therapeutische Hilfe suchen, können sie auch dort rasch an Grenzen stoßen. Jede Therapeutin, jeder Therapeut hat andere Grenzen. Verschiedene Therapeuten ordnen je nach ihrem Selbst- und Weltverständnis denselben Menschen unter Umständen diagnostisch unterschiedlich ein und behandeln ihn wahrscheinlich auch verschieden. Therapeuten haben unterschiedliche Rahmenvorstellungen davon, was entgrenzt und was noch normgerecht ist. (Gneist, 1995, S. 10)

9. Heilungschance und Prognose

Die Chance auf völlige Heilung der Borderlinestörung ist eher gering, sie ist umso geringer, je früher und je intensiver die Störung ausbricht. Zur Zeit geht man davon aus, dass bei rund 10% der Borderlinepersönlichkeiten die Störung im Laufe der Zeit so weit zurückgeht, dass die Diagnose Borderline nicht mehr zutrifft (obwohl die meisten Betroffenen nach wie vor Symptome einer leichten Persönlichkeitsstörung zeigen). In einigen aktuellen Quellen findet man Hinweise auf neue Therapieformen, die deutlich höhere Heilungschancen versprechen. Ob sich dies bestätigt bleibt abzuwarten.
Dennoch führen viele Borderlinepersönlichkeiten (gegebenenfalls mit Unterstützung einer begleitenden Psychotherapie) ein über weite Strecken relativ „normales" Leben. Dabei können aber immer wieder auch stationäre Therapien notwendig werden.
Eine besondere Gefahr ergibt sich für Borderlinepersönlichkeiten aus ihrer Neigung zu selbstschädigendem Verhalten. So können z.B. massiver Alkohol-/ Drogenmissbrauch, Essstörungen, Selbstverletzungen oder Suizidversuche immer wieder die Gesundheit oder sogar das Leben des Betroffenen gefährden.
(vgl. http://www-stud.uni-essen.de/~sg0063/borderline/borderline.htm)

Die Prognose für eine völlige Heilung von der Borderline-Störung sieht wegen des schlechten Ansprechens auf medikamentöse Behandlung eher nicht so rosig aus. Je früher und massiver die Störung manifest wird, desto schlechter die Prognose.
Wer allerdings die 30 überschritten hat, bevor die Störung ausbricht, d.h. in einer bereits gefestigten sozialen Umgebung mit erlernten Verhaltensregeln lebt, kann davon ausgehen, mit einer begleitenden Psychotherapie ein durchaus „normales" Leben führen zu können.
Die größten Gefahren dieser Form der Persönlichkeitsstörung liegen im Drogen- und/oder Alkoholmissbrauch. Häufig wird deswegen die zugrunde liegende Borderline-Krankheit gar nicht erkannt, weil das Suchtproblem im Vordergrund steht. Der Hang zur Maßlosigkeit in Verbindung mit (teilweisen) Kontroll- und Identitätsverlust kann unter Umständen zu Selbstverstümmelung und zur Selbsttötung führen.
(vgl. http://kuckuck.solution.de/borderline.html, S. 5)

Wie in der Psychotherapie überhaupt, gibt es auch für Borderline-Patienten prognostische Kriterien, mit deren Hilfe innerhalb gewisser Wahrscheinlichkeitsgrenzen Voraussagen über den vermutlichen Verlauf einer Therapie getroffen werden. Kernberg hat sich um die systematische Erarbeitung solcher prognostischer Kriterien für die Borderline-Therapie bemüht. Nach seiner Auffassung sind vor allem fünf Punkte in Betracht zu ziehen:

1. Die Charakterpathologie des Patienten,
2. Ausmaß und Qualität der „Ich-Schwäche",
3. Ausmaß und Qualität der Pathologie des Über-Ich,
4. Die Qualität der Objektbeziehungen,
5. Persönlichkeit und Können des Therapeuten.

Zu 1.
Nach Kernberg wird die Prognose entscheidend von der Charakterpathologie des Patienten beeinflusst und nicht von Art und Ausmaß seiner neurotischen Symptome. Borderline-Patienten ohne neurotische Symptomatik haben im Allgemeinen sogar eine schlechtere Prognose.

Für die Beurteilung der Charakterpathologie ist ausschlaggebend, inwieweit die pathologischen Charakterzüge für den Patienten Ich-Syntonizität besitzen.

Zu 2.
Die Beurteilung der Ich-Funktionen unter prognostischen Kriterien ist bei Borderline-Patienten von eminenter prognostischer Bedeutung. Zu den die Prognose, verschlechternden Faktoren zählen in diesem Zusammenhang nach Kernberg vor allem ein generalisierter Mangel an Impulskontrolle, Mangel an Angsttoleranz und das Fehlen von Sublimationsmöglichkeiten. Das Vorherrschen primitiver Abwehrmechanismen über die „reiferen" Formen der Abwehr und initiale Manifestationen primärprozesshaften Denkens haben ebenfalls einen eher ungünstigen Einfluss auf die Prognose, sind aber gegenüber den erstgenannten Bereichen von sekundärer Bedeutung.

Zu 3.
Die Über-Ich-Pathologie des Patienten spielt ebenfalls eine fundamentale Rolle bei der Beurteilung der Prognose. Bei Borderline-Patienten findet man häufig Unregelmäßigkeiten und Abweichungen in der Entwicklung des Ich im Vergleich zum Über-Ich.
Entscheidende Fragen sind, inwieweit das Über-Ich des Patienten als autonome Instanz in die Gesamtpersönlichkeit integriert worden ist, inwieweit der Patient die Existenz allgemeiner Werte über ihren reinen Befriedigungscharakter hinaus anerkennt, und inwieweit er Schuldgefühle, Depression und Wiedergutmachungstendenzen erleben und tolerieren kann.

Zu 4.
Es gibt erhebliche Unterschiede hinsichtlich der Qualität und Ausmaßes, in welchem Borderline-Patienten sich auf Beziehungen mit anderen Menschen einlassen. Stabilität dieser Beziehungen, so neurotisch sie auch sein mögen, ist ein gutes prognostisches Zeichen.
Prognostisch bedeutsam ist auch das Ausmaß, in welchem Patienten gleichzeitig liebevolle und negative Gefühle gegenüber einem Objekt ertragen können, ohne in ihrer emotionalen Einstellung gegenüber diesem Objekt einfach von einem Extrem ins andere umzuschlagen.

Zu 5.
Die Rolle, die Persönlichkeit und das Können des Therapeuten für die Prognose einer Borderline-Therapie spielen, ist neben Kernberg von vielen anderen Autoren hervorgehoben worden. Ich-starke Patienten können auch dann hart an ihren Problemen arbeiten, wenn die Behandlung und Therapeut nicht gerade ideal sind. Die Behandlung von Borderline-Patienten verlangt dagegen einen hochtrainierten Therapeuten, der in der Lage ist, die bei diesen Patienten indizierte modifizierte Form der psychoanalytischen Technik anzuwenden, der ausreichend Sicherheit und Selbstbewusstsein besitzt, um die negative Übertragung des Patienten durchzuhalten, und der zu echten Objektbeziehungen in der Lage ist und seine Feindseligkeit unter Kontrolle hat.
(vgl. Rohde-Dachser, 1983, S. 221-226)

Hat die Störung eine traumatische Genese, so ist die Prognose gar nicht so schlecht. Mit Hilfe einer Therapie, die zunächst daran arbeitet, Stärken (positive Ressourcen) weiter auszubauen und über autoimaginative und hypnotherapeutische Techniken sogenannte Coping-Mechanismen (Methoden die uns helfen inneren und äußeren Stress besser zu überstehen) zu entwickeln, lässt sich relativ rasch (durchschnittlich 2 Jahre gegenüber 6-7 Jahre tiefenpsychologische Therapie) eine wesentliche Stabilisierung erreichen.
(vgl. http://kuckuck.solution.de/borderline.html, S. 7.)

10. Schluss

Menschen, die scheinbar komplizierte Erklärungen von körperlichen Krankheiten verstehen, sehen sich außerstande, den Ursprung oder die Verhaltensweisen, die mit Geisteskranken einhergehen, zu begreifen. In vielerlei Hinsicht sind wir beim Verstehen von Geisteskrankheiten nicht so weit wie beim Verstehen von körperlichen Erkrankungen; unser Mitleid mit den Opfern hinkt jedenfalls Lichtjahre hinterher. Diese Situation ist zwar sehr bedauerlich, aber auch sehr verständlich: die Psychologie wird erst seit der Jahrhundertwende als Wissenschaft betrachtet und noch heute ist die physiologische Komplexität des menschlichen Geistes eines der größten Rätsel des Lebens.
Unser fehlendes Verständnis hat auch einen hohen gesellschaftlichen Preis: es fehlt an ausreichenden öffentlichen Geldern für Krankenhäuser für die psychiatrische Versorgung, es kommt häufig zu Missbrauch von Geisteskranken und zu unzähligen Gewalttätigkeiten, die mit Geisteskrankheiten in Verbindung gebracht werden.
Aufgrund fehlender Informationen hat sich ein Graben aufgetan zwischen Mythen, die die Borderline-Persönlichkeitsstörungen umgeben, und zwischen akkuraten, weit verbreiteten Informationen über die Ursachen und Behandlungsmöglichkeiten.
Obwohl man heute schätzt, dass etwa 5 % der Bevölkerung von dieser Störung betroffen sind, können nur wenige in der Allgemeinbevölkerung die Störung auch nur in etwa beschreiben.
Dafür gibt es viele Gründe – die relative neue Diagnose, Kontroversen unter einigen Psychiatern und, was möglicherweise die größte Rolle spielt, die schwer fassbare, unbeständige, widersprüchliche Natur der Störung selbst.
Trotz dieser Faktoren spielen bei Borderline-Persönlichkeitsstörungen einige der wichtigsten sozialen Fragen eine Rolle – Kindesmisshandlung, die schlechte Qualität von Kinderkrippen und Tagesstätten, die Zerstörung der Kleinfamilie. Scheidung, geographische Mobilität, die veränderte Rolle der Frau. Außerdem kann durch die Borderline-Persönlichkeitsstörung ein neuer Zusammenhang bei der Betrachtung einiger der verblüffendsten, aber immer weiter verbreiteten psychischen Erkrankungen – Bulimie, Magersucht, Alkohol- und Drogenmissbrauch, Depressionen und Selbstmord – hergestellt werden.

In gewisser Weise kämpfen wir alle mit denselben Problemen wie die Borderline-Persönlichkeit – die Bedrohung durch Trennung, die Angst vor Zurückweisung, die Verwirrung der Identität, Gefühle von Leere und Langeweile. Wer hat nicht einmal eine intensive, instabile Beziehung erlebt oder hin und wieder einen Zornausbruch gehabt? Zumindest dienen Borderline-Persönlichkeitsstörungen dazu, uns daran zu erinnern, dass die Grenze zwischen „Normalität“ und „Krankheit“ bisweilen recht fließend sein kann.
Aber nicht alle Menschen werden so sehr von dem Syndrom kontrolliert, dass es ihr Leben stört oder beherrscht. Mit ihren extremen Emotionen, Gedanken und Verhaltensweisen repräsentieren Borderline-Persönlichkeitsstörungen einige der besten und schlechtesten Seiten des menschlichen Charakters.

Borderline-Menschen sind nicht in erster Linie gestörte Menschen, sondern gewollt ungewollt störende, jedes inkonsequente, unbarmherzige Handeln angreifende Menschen.
Ich denke, wir können von dem Mut, den Borderline-Menschen aufbringen, um aus ihrem übermächtigen Chaos mit Hilfe von Spontaneität und Kreativität herauszukommen, alle profitieren und lernen.

11. Anhang

11.1 Literaturverzeichnis

Corazza, V.: Kursbuch Gesundheit,
Köln: Kiepenheuer & Wietsch – Verlag.

Deutscher Verein für öffentliche und Private Fürsorge: Fachlexikon der Sozialen Arbeit,
3. Aufl.., Frankfurt a. M.: Eigenverlag, 1993.

Gneist, J.: Wenn Haß und Liebe sich umarmen, Das Borderline-Syndrom,
München: Piper- Verlag, 1995.

Kaysen, S.: Seelensprung.
Hofmann&Campe-Verlag

Kernberg, O.F.: Psychodynamische Therapie bei Borderline-Patienten,
Göttingen: Huber-Verlag, 1993.

Kernberg, O.F.: Borderline-Störungen und pathologischer Narzißmus,
Frankfurt a.M.: Suhrkamp-Verlag, 1978.

Kreisman, J.J., Straus, H.: Ich hasse dich – verlaß mich nicht,
Die schwarzweiße Welt der Borderline-Persönlichkeit,
München: Kösel-Verlag, 1992.

Masterson, J.F.: Die Sehnsucht nach dem wahren Selbst, 2. Aufl.,
Stuttgart: Klett-Cotta-Verlag, 1993.

Rohde-Dachser, C.: Das Borderline-Syndrom, 3. Aufl.,
Stuttgart: Huber-Verlag, 1983.

Stauss, K.: Neue Konzepte zum Borderline-Syndrom.
Paderborn: Junferman-Verlag, 1993.

http://www.informatik.fh-luebeck.de/icdger/f60.htm, 21.06.2005.

http://www.informatik.fh-luebeck.de/icdger/f60-2.htm, 21.06.2005.

http://www.informatik.fh-luebeck.de/icdger/f60_3.htm, 21.06.2005.

http://www.informatik.fh-luebeck.de/icdger/f60_31.htm, 21.06.2005.

http://kuckuck.solution.de/borderline.html, 31.03.2005.

http://www-stud.uni-essen.de/~sg0063/borderline/borderline.htm, 19.06.2005.